JN312997

柔道整復師のための

医療安全学

共著

櫻井康司
学校法人花田学園理事長

田渕健一
東京有明医療大学客員教授
田渕整形外科クリニック院長

成瀬秀夫
東京有明医療大学教授

山口竜彦
日本柔道整復専門学校

南江堂

●執筆者

櫻井康司	さくらい こうじ	学校法人花田学園理事長
田渕健一	たぶち けんいち	東京有明医療大学客員教授 田渕整形外科クリニック院長
成瀬秀夫	なるせ ひでお	東京有明医療大学教授
山口竜彦	やまぐち たつひこ	日本柔道整復専門学校

序　文

　柔道整復師の教育機関として半世紀を超えた花田学園，渋谷における専門学校教育とともに，平成21年4月には柔道整復学科，鍼灸学科ならびに看護学科を設置する大学教育を始めておよそ2年が経過した．

　日本における少子高齢社会の流れがますます加速する状況の中で，柔道整復師の教育機関の増加は，平成9年における1学年定員1,050名に対し，現在は10倍近くとなっている．質と量の相関-正のスパイラルが当然求められるところであり，地域医療の担い手の一員である柔道整復師として少なくとも社会に対する信頼原則は確立しなければならない，と同時に，技術者集団としての誇りを大切にしなければならない．柔道整復師は，柔道を通し地域社会における青少年の健全育成のために努力を傾注しているが，同時に柔道整復師としての品格ある集団でなければならないことは論を待たない．地域医療において，幅広い年代層を治療対象としているが，子供世代が柔道整復師に憧れ，将来の職業選択の目標の1つとなるためには，さらに技術の研鑽・人格の陶冶に努めることが肝要である．

　先人達が文字通り骨身を削って取り組んできた，骨折をはじめとする外傷に対する，柔道整復師独特の巻軸包帯と副子の活用を中心とした技術の習得・向上と同時に，インシデントに対する危機管理を十分認識し，地域医療機関との信頼原則を礎に，支援病院や医院と確実に連携し，患者のための窓口機関としてのマンパワーを着実に維持しなければならない．とりわけ，整形外科の医師との住み分けと連携，医師からみて安心してもらえる柔道整復師を目指してほしい．難しいから，結果が怖いから等のために自分のできる守備範囲を放棄することは避けてほしいと念願するものである．「自らの手で安きに流れることなかれ」と申し上げたい．

　本書の出版にあたり，整形外科の医師として最前線における手術経験とスポーツを含めた様々な外傷・障害に対する臨床経験が極めて豊富な田渕健一先生が中心となって，心血を注ぎ本書の執筆にあたられた．無血徒手整復の限界と応用について，臨床の現場におけるきわめて懇切な視点で構成されている．

　本書は，文部科学省に提出した大学としての使命を基本理念に置き，『柔道整復師のための医療安全学』として編纂されたものである．患者にとって適宜，適切な医療選択がなされることを切望する次第である．

平成23年2月吉日

学校法人　花田学園
東京有明医療大学
理事長　櫻井　康司

目　次

第1章　柔道整復師と医療安全

1. 医療安全とは ……………………… 1
2. 医療安全の基本的な考え方 ……… 2
3. 柔道整復師が行う医療行為 ……… 2
   - a. 柔道整復師の意義 ……………… 2
   - b. 業務範囲 ……………………… 2

第2章　インシデントレポートの作成と分析

1. インシデントレポートの意義 …… 5
2. インシデントレポートの作成 …… 5
3. インシデントレポートの分析 …… 6
4. インシデントレポートの管理 …… 6
5. インシデントレポートの実例 …… 6
6. 柔道整復業務におけるリスクマネージメントとインシデントレポート ……… 8

第3章　柔道整復業務におけるアクシデントの予防と対応

1. エラーの分類 ……………………… 13
   - a. 要因による分類 ……………… 13
   - b. 意図の有無と原因による分類 … 13
   - c. 習熟度による分類 …………… 14
   - d. 遂行の有無による分類 ……… 14
2. アクシデント（有害事象）の予防（リスクマネージメント） …………… 14
3. アクシデント（有害事象）がおこってしまったときの対応 ……………… 15

第4章　施術における安全管理

1. 施術所内の安全管理スペースの確保 … 17
2. 創傷の有無の確認と感染防止 …… 17
3. 外傷の正確な評価の重要性 ……… 17
4. 施術法選択の重要性 ……………… 21

第5章　物理療法の安全管理

1. 物理療法の定義 …………………… 25
2. 物理療法の種類 …………………… 25
   - a. 温熱療法 ……………………… 25
   - b. 電気療法 ……………………… 25
   - c. 寒冷療法 ……………………… 25
   - d. 光線療法 ……………………… 25
   - e. 介達牽引法 …………………… 25
3. 物理療法実施上の注意 …………… 25
4. 物理療法の一般的禁忌症 ………… 26
5. 温熱療法 …………………………… 26
   - a. 温熱療法の種類 ……………… 26
   - b. 温熱療法の適応 ……………… 27
   - c. 温熱療法の禁忌 ……………… 27
   - d. 温熱療法処置上の注意点 …… 28
6. 電気療法 …………………………… 28
   - a. 電気療法の適応 ……………… 29
   - b. 電気療法の禁忌 ……………… 29
7. 寒冷療法 …………………………… 29
   - a. 寒冷療法の適応 ……………… 29
   - b. 寒冷療法の禁忌 ……………… 29

vi　目　次

　　　c. 寒冷療法処置上の注意点 ･･････ 29
⑧ 光線療法（レーザー光線療法） ･･･････ 29
　　　a. 光線療法の適応 ･･････････････ 29
　　　b. 光線療法の禁忌 ･･････････････ 30
⑨ 介達牽引療法 ･･････････････････････ 30
　　　a. 介達牽引療法の適応 ･･････････ 31
　　　b. 介達牽引療法の禁忌 ･･････････ 31
　　　c. 介達牽引療法の処置上の注意点 ･･････ 31
⑩ ROM増大の治療 ･･････････････････ 31
　　　a. 肩の拘縮 ･･････････････････････ 31
　　　b. 指の拘縮 ･･････････････････････ 31
　　　c. 母指の内転拘縮 ･････････････ 31

第6章　頭頸部，顔面の外傷に対するリスクマネージメント

A. 頭部の外傷 ･･････････････････････ 33
① 意識はないが，心臓が動いていて呼吸
　　　　　　　　　　　　　　しているとき ･･･ 33
　　　a. 呼びかけに反応するかどうか調べる ･･･ 33
　　　b. 眼を開けることができれば角膜反射
　　　　　　　　　　　　　　をみる ････････ 33
② 意識がなく心臓が停止しているとき ･･･ 34
③ けいれん ･･････････････････････････ 35
④ 急性硬膜外血腫 ･･････････････････ 35

B. 顔面部の外傷 ･･････････････････････ 35
① 眼部打撲 ･･････････････････････････ 35
② 鼻骨骨折 ･･････････････････････････ 37
③ その他 ･･････････････････････････ 37
C. 頸部の外傷 ･･････････････････････ 37
① 診断のポイント ･･･････････････････ 37
　　　a. 問　診 ･･････････････････････ 37
　　　b. 観　察 ･･････････････････････ 38
　　　c. 触　診 ･･････････････････････ 38
② 治療上のポイント ････････････････ 43

第7章　胸背部の外傷に対するリスクマネージメント

A. 胸部の外傷 ･･････････････････････ 45
① 診断のポイント ･･･････････････････ 45
　　　a. 問　診 ･･････････････････････ 45
　　　b. 観　察 ･･････････････････････ 47

B. 背部の外傷 ･･････････････････････ 50
① 診断のポイント ･･･････････････････ 50
　　　a. 問　診 ･･････････････････････ 50
　　　b. 観　察 ･･････････････････････ 51
② 治療上のポイント ････････････････ 51

第8章　腰部の外傷に対するリスクマネージメント

① 診断のポイント ･･･････････････････ 53
　　　a. 問　診 ･･････････････････････ 53

　　　b. 観　察 ･･････････････････････ 54
② 治療上のポイント ････････････････ 60

第9章　肩，肩周囲の外傷に対するリスクマネージメント

■ はじめに──肩，肩周囲の構造 ････････ 61
　　　a. 肩，肩周囲の関節 ･･････････････ 61
　　　b. 肩，肩周囲の主な靱帯 ･･････････ 61
　　　c. 回旋筋腱板 ･･････････････････ 62
　　　d. 肩・肩周囲の滑液包 ････････････ 63
① 診断のポイント ･･･････････････････ 64
　　　a. 問　診 ･･････････････････････ 64
　　　b. 観　察 ･･････････････････････ 64

② 治療上のポイント ････････････････ 65
　　　a. 肩関節前方脱臼 ･････････････ 65
　　　b. 上腕骨頭骨折と上腕骨頸部骨折 ･･･ 65
　　　c. 肩鎖関節上方脱臼 ･･････････････ 66
　　　d. 鎖骨骨折 ･･････････････････････ 67
　　　e. 上腕骨頭すべり症 ･･････････････ 69
　　　f. 五十肩 ･･････････････････････ 69
　　　g. 上腕二頭筋長頭腱断裂 ････････ 69

h. 腱板損傷 ・・・・・・・・・・・・・・・・・・・・・・ 70
i. 肩上弓症候群 ・・・・・・・・・・・・・・・・・・・ 71
j. 石灰沈着性肩関節炎 ・・・・・・・・・・・・ 71
k. 外側四角隙症候群 ・・・・・・・・・・・・・・ 71
③ 肩，鎖骨の治療上の安全のポイント ・・・・・ 72

第10章　上腕，肘，前腕の外傷に対するリスクマネージメント

- はじめに── 肘関節の構造 ・・・・・・・・・・・・・ 73
  a. 肘関節を構成する骨 ・・・・・・・・・・・・・ 73
  b. 肘関節の主な靱帯 ・・・・・・・・・・・・・・・ 73
  c. 肘関節周囲を通過する神経 ・・・・・・・・ 74
  d. 肘関節の運動に関与する主な筋 ・・・・・・・ 75
A. 上腕の外傷 ・・・・・・・・・・・・・・・・・・・・・・・・ 79
① 診断のポイント ・・・・・・・・・・・・・・・・・・・・ 79
  a. 問　診 ・・・・・・・・・・・・・・・・・・・・・・・・ 79
  b. 観　察 ・・・・・・・・・・・・・・・・・・・・・・・・ 79
② 治療上のポイント ・・・・・・・・・・・・・・・・・・ 79
  a. 上腕骨顆上骨折 ・・・・・・・・・・・・・・・・ 80
  b. 上腕骨顆間果部骨折 ・・・・・・・・・・・・・ 80
  c. 上腕骨外顆骨折 ・・・・・・・・・・・・・・・・ 80
  d. 上腕骨内側上顆骨折 ・・・・・・・・・・・・・ 80
B. 肘の外傷 ・・・・・・・・・・・・・・・・・・・・・・・・・・ 82
① 診断のポイント ・・・・・・・・・・・・・・・・・・・・ 82
  a. 問　診 ・・・・・・・・・・・・・・・・・・・・・・・・ 82
  b. 観　察 ・・・・・・・・・・・・・・・・・・・・・・・・ 83
② 治療上のポイント ・・・・・・・・・・・・・・・・・・ 83
C. 前腕の骨折 ・・・・・・・・・・・・・・・・・・・・・・・・ 83
① 診断のポイント ・・・・・・・・・・・・・・・・・・・・ 83
  a. 問　診 ・・・・・・・・・・・・・・・・・・・・・・・・ 83
  b. 観　察 ・・・・・・・・・・・・・・・・・・・・・・・・ 83
② 治療上のポイント ・・・・・・・・・・・・・・・・・・ 85
D. 前腕部での絞扼性神経障害 ・・・・・・・・・・・ 87
① 後骨間神経麻痺（橈骨神経深枝）・・・・・・・ 87
② 前骨間神経麻痺（正中神経麻痺）・・・・・・・ 88
③ 肘部管症候群（尺骨神経麻痺）・・・・・・・・ 89

第11章　手，指の外傷に対するリスクマネージメント

- はじめに── 手，手指の構造 ・・・・・・・・・ 91
  a. 手，手指を構成する骨 ・・・・・・・・・・・ 91
  b. 手，手指の主な靱帯 ・・・・・・・・・・・・・ 92
  c. 手，手指の運動に関与する筋 ・・・・・・・ 92
① 診断のポイント ・・・・・・・・・・・・・・・・・・・・ 96
  a. 問　診 ・・・・・・・・・・・・・・・・・・・・・・・・ 96
  b. 観　察 ・・・・・・・・・・・・・・・・・・・・・・・・ 96
② 治療上のポイント ・・・・・・・・・・・・・・・・・・ 96
  a. 橈骨遠位端骨折 ・・・・・・・・・・・・・・・・ 96
  b. 手根骨骨折 ・・・・・・・・・・・・・・・・・・・・ 98
  c. 中手骨骨折 ・・・・・・・・・・・・・・・・・・・・ 98
  d. 基節骨骨折 ・・・・・・・・・・・・・・・・・・・・ 99
  e. 中節骨基部の裂離骨折 ・・・・・・・・・・・ 99
  f. 中節骨骨幹部の骨折 ・・・・・・・・・・・・・ 100
  g. マレットフィンガー ・・・・・・・・・・・・・・ 102
  h. 手部での絞扼性神経障害 ・・・・・・・・・・ 102

第12章　股関節周囲の外傷に対するリスクマネージメント

- はじめに── 股関節の構造 ・・・・・・・・・・・ 105
  a. 股関節を構成する骨 ・・・・・・・・・・・・・ 105
  b. 股関節の主な靱帯 ・・・・・・・・・・・・・・・ 105
  c. 股関節周囲の滑液包 ・・・・・・・・・・・・・ 106
  d. 股関節の運動に関与する主な筋 ・・・・・ 106
① 診断のポイント ・・・・・・・・・・・・・・・・・・・・ 108
  a. 問　診 ・・・・・・・・・・・・・・・・・・・・・・・・ 108
  b. 観　察 ・・・・・・・・・・・・・・・・・・・・・・・・ 108
② 治療上のポイント ・・・・・・・・・・・・・・・・・・ 110
  a. 大腿骨頸部骨折 ・・・・・・・・・・・・・・・・ 110
  b. 小児の股関節の疾患 ・・・・・・・・・・・・・ 110
  c. 中年以降の股関節の疾患 ・・・・・・・・・ 113

第13章　膝の外傷に対するリスクマネージメント

- はじめに―― 膝の構造 ･････････････ 115
  - a. 膝関節を構成する骨 ･･･････････ 115
  - b. 膝関節の主な靱帯 ･････････････ 115
  - c. その他の膝関節にみられる器官 ･･･ 117
  - d. 膝関節の運動に関与する筋 ･････ 119
- 1 診断のポイント ･･････････････････ 120
  - a. 問　診 ････････････････････････ 120
  - b. 観　察 ････････････････････････ 120
- 2 治療上のポイント ･･･････････････ 123
  - a. 内側側副靱帯損傷 ･････････････ 123
  - b. 前十字靱帯損傷 ･･･････････････ 123
  - c. 半月板損傷 ････････････････････ 125
  - d. 変形性膝関節症 ･･･････････････ 125

第14章　下腿，足関節，足部の外傷に対するリスクマネージメント

- はじめに
  ―― 下腿，足関節，足部の構造 ･･････ 127
  - a. 下腿，足関節，足部を構成する骨 ･････ 127
  - b. 下腿，足関節，足部の主な靱帯 ･･････ 127
  - c. その他の下腿，足関節，足部を構成する主な組織 ･･･････････････ 127
  - d. 下腿，足関節，足部を構成する主な筋 ･････････････････････････ 129
- A. 下　腿 ･･････････････････････････ 131
- 1 診断のポイント ･･････････････････ 131
  - a. 問　診 ････････････････････････ 131
  - b. 観　察 ････････････････････････ 132
- 2 治療上のポイント ･･･････････････ 134
  - a. アキレス腱断裂 ･･･････････････ 134
  - b. 下腿コンパートメント症候群 ･････ 135
  - c. 下腿骨骨折 ････････････････････ 136
- B. 足・足関節 ････････････････････ 137
- 1 診断のポイント ･･････････････････ 137
  - a. 問　診 ････････････････････････ 137
  - b. 観　察 ････････････････････････ 137
- 2 治療上のポイント ･･･････････････ 138
  - a. 足関節捻挫と間違えやすい外傷 ･･････ 140
  - b. 第5中足骨基部裂離骨折 ･････････ 141
  - c. 長腓骨筋腱炎 ･･････････････････ 141

第15章　柔道整復業務における訴訟，裁判の実例

柔道整復業務における訴訟，裁判の実例 ･･･ 143

索　引 ･･･ 149

1 柔道整復師と医療安全

1 医療安全とは

『医療安全』は重要な課題であるが,その確立のための努力の歴史はまだ浅い.

1999年,米国における医療事故による死亡者はおよそ4万8千人であった.これは交通事故の死亡者の3倍にあたり,このうち3割が過失によるもので残り7割が予防可能であったと,米国医学院「米国医療の質プロジェクト」[※]による「To err is human」において報告されている.そして,これらの医療事故の主原因は次の4つであった.

① 技術的な問題:44%.
② 診断ミス:17%.
③ 事故予防の怠慢:12%.
④ 薬剤:10%.

さらに医療安全の確立には,個人の責任より政府の責任が重要であると発表した.すなわち,医療事故を科学的に調査し,その時代の技術水準において可能な限りの予防対策を実施することが必要である.そのため,「To err is human」では,次の4つの柱を提言している.

① 医療安全のためのセンター設置.
② 報告システムの確立.
③ マニュアルの策定.
④ 院内安全マネージメントシステムの確立.

わが国における医療安全の歴史の概略は,表1-1の通りである.

※ 米国医学院「米国医療の質プロジェクト」:米国の医療事故に関する有名な調査であり,「To err is human」はその報告書である.

表1-1 わが国における医療安全の歴史

西暦	出来事
1999年	厚生大臣が医療事故防止のため緊急事態宣言をした.そして医療関係団体を集めて注意を喚起した
2002年	病院に安全管理委員会の設置と医療安全のためのマニュアルづくりを義務づけた
2003年	厚生労働省が医療現場,とくに病院におけるヒヤリハット事例を収集して分析を始めた.自主的に登録して3ヵ月ごとに事例を報告し,これを分析した
2006年	特定機能病院での医療事故の報告が義務化された.医療安全管理者の設置を義務づけた
2007年	ヒヤリハットや事故分析の結果をもとに作成した医療安全対策ガイドラインが公表された
2009年	東京有明医療大学で柔道整復の医療安全学講座を開設.初めて柔道整復における医療安全対策カリキュラムが設定された

2 医療安全の基本的な考え方

米国医学院が「To err is human = 人は誰でも間違える」と題する報告書を出版した．この中で人は誰でも間違えるのであるから，全体のシステムで事故を防止する必要があると提案している．医療安全の確立には，個人の責任より国の責任が重要である．つまり個人の責任にしてしまうと改善がなされず，医療安全の進歩がない．しかし現在の医療事故に対する社会の風潮は当事者を罰する旧態依然としたものが多々みられ，再発予防のための科学的調査を妨げている．

3 柔道整復師が行う医療行為

a. 柔道整復師の意義

「柔道整復術」とは，皮下の運動器（骨，関節，靱帯，筋，腱など）に種々の外力が加わることによって生じる骨折，脱臼，打撲，捻挫あるいは軟部組織損傷に対して，評価，整復，固定，後療法（手技療法，運動療法，物理療法），指導管理を行う施術である．

現在，柔道整復師の資格試験は国家試験，免許は厚生労働大臣の交付となっている．また，柔道整復師法第15条において，「医師である場合を除き，柔道整復師でなければ，業として柔道整復を行ってはならない」と規定され，業務独占が認められている．柔道整復術の業務について，柔道整復師が特別に認められているこの規定を重く受け止め，学校における知識・技術の習得，卒後臨床研修，生涯教育を通じ，責任をもって国民の健康に貢献できるようにしなければならない．過誤は許されないことをしっかり認識し，日常の施術にあたる必要がある．

b. 業務範囲

1) 施術の制限

柔道整復師法第16条において，「柔道整復師は，外科手術を行い，又は薬品を投与し，若しくはその指示をする等の行為をしてはならない」と規定されている．

柔道整復師に許容されている業務範囲を逸脱することは，患者に対するリスクを生じる結果をもたらす．治療にあたっては，まず，業務範囲内であるか否かの評価・判断が重要であり，業務範囲外の症病については，速やかに医師に委ねる必要がある．

2) 施術の限界

柔道整復師法第17条において，「柔道整復師は，医師の同意を得た場合のほか，脱臼又は骨折の患部に施術をしてはならない．ただし，応急手当をする場合は，この限りでない」と規定されている．

応急手当を除き，継続して行う脱臼または骨折の患部への施術は医師の同意が必要である．医師の同意を得るためには，信頼される柔道整復師でなければならない．

a) **他医療従事者との連携**：医師は医学全般にわたって深い見識をもっている．また整形外科医は，腫瘍や手術法なども含め，整形外科学全体について大学医学部，卒後研修，生涯学習において学んでいる．

これに対し，柔道整復師は鑑別診断に必要な医学知識は学ぶものの，重点学習項目は，骨折や脱臼の治療理論・技術の学習である．したがって，保存的治療が可能な骨折や脱臼などの治療に

表1-2 依頼状の書き方の注意点

・患者の氏名，生年月日
・主訴
・症状あるいは怪我の生じた月日
・原因
・相談の目的
　　骨折があるのではないか
　　靭帯が切れているのではないか
　　痛みが治療してもとれない

以上を，簡潔にわかりやすく，礼を失しないように書く．

については，カリキュラム上，相当の学習時間が配分されている．

それゆえ，柔道整復師はこの限定された骨折や脱臼の保存的治療の技術については，日頃より研鑽を続け，医師からも，また，国民からも信頼されるようにならなければならない．優れた技術と経験を有する柔道整復師は医師から信頼され，骨折や脱臼などの保存的治療の整復依頼を受けている．

また，医師に診察を依頼する際の依頼状の書き方（注意点を表1-2に示す）や，医師と対等に話すことのできる十分な医学知識をすべての柔道整復師が修得する必要がある．

広く国民の健康に貢献するためにも，医師と柔道整復師のよりよい連携によって，ともに発展することが必要である．

b) 柔道整復業務における安全とは：健康に貢献しなければならない柔道整復師が医療事故をおこすことにより，国民の健康を損ねたり，国民の信頼を失うような結果を招いてはならない．

柔道整復師は安全管理のため，次の注意が必要である．

ⅰ）施術所のハード面での安全管理：事故防止のためには施術所内の段差，コード類の配線，トイレやその他の手すり，床の状況（ぬれていないか，パラフィンが付着していないか），治療室全体が見渡せるかなど，安全面に配慮しなくてはいけない．

ⅱ）業務範囲の評価：業務範囲を逸脱した行為は患者に対するリスクを生じる．そのため，業務範囲内か否かの正確な評価を行わなくてはいけない．評価・判断を誤ると，患者の適時適切な医療を受ける機会を失わしめる結果を招来する．

ⅲ）技術の習得：十分な知識・理論をもとに柔道整復の技術を研鑽し，さらに多くの臨床経験を経た後に，患者の治療にあたらなければならない．知識不足や未熟な技術は許されない．

ⅳ）患者の年齢の考慮：治療法の選択に際し，患者の年齢を十分に考慮しなくてはいけない．

例えば，肩関節脱臼（烏口下脱臼）の整復法についても，骨粗鬆症が考えられる高齢者では，上腕骨に捻りが加わるコッヘル回転法は危険である．

また，骨折や脱臼その他での固定において，高齢者では拘縮予防を最重点において固定期間，固定範囲を決める必要がある．

ⅴ）緊張感の持続：治療に際しては，常に緊張感をもっていなければならない．

怠慢や疲労は，医療事故や医療過誤の要因となる．

2 インシデントレポートの作成と分析

　2003年，厚生労働省は医療現場とくに病院における事故がおこりかかったヒヤリハット事例の収集をして分析を始めた．これは，アクシデントを生じるリスクを予防することが目的であった．ヒヤリハットすなわちインシデントを自主的に登録して3ヵ月ごとに事例を報告させ，これを分析した．

1 インシデントレポートの意義

　「インシデントレポート」とは，医療現場において，患者に傷害を及ぼすまでには至らなかったが，医療事故に発展する可能性があった出来事（いわゆる「ヒヤリハット」）の報告書をいう．医療事故になってしまった場合の報告書は，「アクシデントレポート」と呼ばれる．

　科学的な事故調査システムや医療システム開発のためには，インシデントレポートの作成が不可欠である．インシデントレポートは自主性，匿名性，セキュリティ，免責性が大前提で，これを始末書や事故調査書ととらえるような考えが多いことは，恥ずべきことである．インシデントの真実そのものを知ることが目的である．

　　インシデント：incident ⇒ 出来事，小事故＝ヒヤリハット
　　アクシデント：accident ⇒ 有害事象の事故
　「出来事」として，disaster，accident，incidentの順に規模が小さくなる．

【ハインリッヒ Heinrichの法則】

　ハインリッヒはおよそ5,000件の労働災害について統計学的な研究を行い，ハインリッヒの法則を導き出した．ハインリッヒの法則では，重大な事故：軽傷事故：無傷の事故の分布は，1：29：300と想定している．したがって，ヒヤッとしたこと（無傷に済んだ）が300件あると，1件の重大な事故，29件の軽傷事故があることになる．すなわち，ヒヤリハットを減らすことで，重大な事故を防ぐことができる．

　医療事故を未然に防止するためにも，「ヒヤリハット」すなわちインシデントの報告を収集・分析する必要がある．

2 インシデントレポートの作成

　インシデントレポートは，『5Wと1H』からなる．
　① When ⇒ いつ
　② Where ⇒ どこで

③ Who ⇒ 誰が
④ What ⇒ 何を
⑤ Why ⇒ なぜ
⑥ How ⇒ どのようにして

を報告する．

　インシデントレポートの記載は記述式ではなく，チェック形式のほうが書きやすく，時間も短縮され，速やかな対応ができる．ただし，第1報（速報）はチェック形式，第2報は記述形式を採用することもある．

3 インシデントレポートの分析

　エラーの原因を分析・探求し，システム全体を改善し，大勢で働く場合の医療事故の再発を予防する必要がある．

【リスクマネージメント・サイクル】

　アクシデント（医療偶発事故の有害事象）を生じるようなリスク（危機）を把握→分析して対応（対策の実行）→評価→予防（改善）する．この一連の流れをリスクマネージメント・サイクルと呼ぶ．

　（例）発生原因＝床がぬけていた（ハザード）ために，事故＝転倒をおこして（ペリル），損失を生じた＝骨折して入院した（リンク）．

　これに対するマネージメントは，床や周囲の点検→把握→必要箇所の修理→完了検査→日常の点検を実施することである．

4 インシデントレポートの管理

　自主性，匿名性，セキュリティ，免責性の保証が大事である．

5 インシデントレポートの実例

　インシデントレポートは，当初は書類として記入していたが，今日では電子化（データベース化）し，速やかな報告とともに，収集・分析・対応・評価を行いやすくしている．

【インシデント・アクシデントレポートの様式】

　情報の共有化を図り，より有効な医療事故予防対策を実施するためには，統一の様式によるインシデント・アクシデントレポートを使用することが望まれる．

　インシデント・アクシデントレポートを，「速報」と「第2報」に分けている医療機関もある．

　「速報」はインシデントなどの発生直後のレポートである．そのため，様式をチェック方式として速やかな報告ができるようにしてある．

　さらに，チェック項目をコード化して集計，分析，対応，評価を行いやすいようにしている．

　「第2報」では，発生時の状況，その後の対応，発生要因，防止策，所属長の指導などについて

インシデント・アクシデントレポート（例）

(報告日)　　年　　月　　日

報告者名		職種 経験年数	
発生年月日			年　月　日　曜日　時　分
発生場所			
患者氏名	_____殿 　　歳（男・女）	病　名 主治医	
事例レベル （いずれかに○）	0　　1　　2 ←インシデント	3　　4　　5　　6 アクシデント→	
□インシデント □アクシデント の主な内容	□指示ミス　　□技術ミス　　□誤薬　　□患者誤認　　□転落・転倒 □患者への暴力または患者からの暴力　　□盗難　　□災害　　□食事のミス □輸血ミス　　□機器類誤操作　　□接遇　　□事務および管理 □離院・離棟　　□自殺企図　　□各種検査の不手際　　□情報の伝達 □誤診・診断の遅延　　□その他（　　　　　　　　　　　　　　　　）		
事故などによる患者の状態の変化 患者への説明 家族への説明		□なし　□あり □なし　□あり □なし　□あり	
報告	院長への報告		年　月　日　時　分
	所属長への報告		年　月　日　時　分
原因に対する自己分析（複数回答可） □知識不足　　□患者に関する情報不足　　□誤った思い込み　　□口頭指示による思い込み □気持ちのあせり　　□医療機器の操作ミス　　□確認不足　　□観察・管理不足 □患者への説明不足　　□不注意　　□医師指示ミス　　□管理ミス　　□不可抗力 □経験不足　　□その他（　　　　　　　　　　　　　　　　　　　　　）			

※ 事例レベルの高低にかかわらず，全職員がレポートを提出することが肝要です．
※ 事故詳細や今後の対策など，当紙に書ききれない部分は続紙を用意ください．

インシデント・アクシデントレポートにおける

「事例レベル」分類表（例）

インシデント	0	間違ったことが発生したが，患者には実施されなかった
	1	間違ったことが患者に実施されたが，それによる実質的な影響はなかった
	2	間違ったことが患者に実施されたが，影響の有無については経過観察の必要があると判断された
アクシデント	3	事故により心身に何らかの影響を与え，観察強化や検査の必要性があると判断された
	4	事故のために治療の必要が生じたか，本来必要なかった治療で入院日数が増加すると考えられた
	5	事故により機能障害を残す可能性が大であると考えられた
	6	事故が死因となった

※ 上記のレベル分類はあくまでも一例であり，医療機関の規模や特徴にあわせた表を作成ください．

の詳細な内容を記述・報告する内容となっている．

6 柔道整復業務におけるリスクマネージメントとインシデントレポート

　現在，インシデントレポートは病院レベルで実施されている．柔道整復の業務においても，ヒヤリハット事例の報告はなされているが，これを個人のレベルで報告しても，全国レベルでの事故の予防にはあまり結びつかない．

　今後，関係する組織（学校協会レベル・業界レベル・学会レベル等）で統一した様式のインシデント・アクシデントレポートを作成し，ヒヤリハットなどを経験した場合は，速やかに電子媒体により報告し，それを収集，統計処理・分析をし，個人情報保護規程等の検討を十分に踏まえた上で情報を公開し，インシデントあるいはアクシデントを未然に防ぐシステムの構築を急ぐべきである．

　今回の参考案は，一つの検討材料として提示したが，レポートを受ける組織・団体として中立的な特別の組織を編成できれば理想的と考える．現実的には，臨床の場における公益性を担保した団体の社会的責務を考慮し，財団法人柔道整復研修試験財団を報告先として例示したが，社団法人日本柔道整復師会や社団法人柔道整復学校協会，さらに日本柔道整復接骨医学会等の各組織を超えた合意形成に努力を傾注したい．

　例示した内容についても，いろいろ議論のあるところだが，地域医療に長い間携わっている柔道整復師と，開業からあまり時間の経っていない柔道整復師では，地域の密着度に大きな差が生じ，訴訟になる・ならないにも影響することがある．そういった背景も考慮し，例示したところである．

　地域社会貢献を通し信頼関係を築くことが，柔道整復師の常に新しい課題であることを肝に銘じ，精進を重ねたいものである．

財団法人柔道整復研修試験財団殿

柔道整復師インシデント・アクシデントレポート　【参考案】

接骨院名					院長氏名			
報告年月日	平成　　年　　月　　日				報告者名			
発生年月日	平成　　年　　月　　日				認識年月日	平成　　年　　月　　日		
患者氏名	（男・女）				生年月日	明・大・昭・平　　年　　月　　日（　　歳）		
発生部位								
初診年月日	平成　　年　　月　　日				初診時症状			
事例レベル いずれかに○	0	1	2		3	4	5	6
		←インシデント			アクシデント→			

＊事例レベル分類表（例）

インシデント	0	間違ったことが発生したが，患者には実施されなかった
	1	間違ったことが患者に実施されたが，それによる実質的な影響はなかった
	2	間違ったことが患者に実施されたが，影響の有無については経過観察の必要があると判断された
アクシデント	3	事故により心身になんらかの影響を与え，観察強化や医療機関による検査の必要があると判断された
	4	事故のために治療の必要が生じたか，本来必要なかった治療により日数が増加すると考えられた
	5	事故により機能障害を残す可能性が大であると考えられた
	6	事故が死因となった

インシデント・アクシデントの主な内容（該当する項目の□にチェック✓を付けてください）

□技術ミス　　□患者誤認　　□治療中の転倒・転落　　□院内での転倒・転落　　□患者への暴力
□患者からの暴力　　□盗難　　□災害　　□機器類誤操作　　□各種検査の不手際　　□治療者の接遇の問題
□事務の接遇の問題
□その他（　　　　　　　　　　　　　　　　　　　　　　　　　　　　　　　　　　　　　）

事故などによる患者の状態の変化	□なし	□あり
患者への説明	□なし	□あり
家族への説明	□なし	□あり

原因に対する自己分析（複数回答可とし，該当する項目の□にチェック✓を付けてください）

□知識不足　　□経験不足　　□初期確認不足　　□整復後確認不足
□誤った思いこみ　　□気持ちの焦り　　□医療機器の操作ミス　　□観察・管理不足
□患者への説明不足　　□不注意　　□医療機関との連携不足　　□医療機関への転医遅れ
□不可抗力（□患者の特殊性　　□部位の特殊性　　□その他（　　　　　　　　　　　　　　））

特記事項（防止する方法や予後等について自由にお書きください）

＊事例レベルの高低にかかわらずレポートを提出することが，柔道整復師の社会的信頼確保のために必要です

第2章 インシデントレポートの作成と分析

財団法人柔道整復研修試験財団殿

柔道整復師インシデント・アクシデントレポート 【参考案】

接骨院名	○△接骨院				院長氏名	○×○×					
報告年月日	平成 22 年 11 月 20 日				報告者名	日本　太郎					
発生年月日	平成 22 年 10 月 11 日				認識年月日	平成 22 年 11 月 19 日					
患者氏名	東京　ひばり子　（男・女）				生年月日	明・大・昭・平 ○ 年 ○ 月 ○ 日 (58歳)					
発生部位	左第4指長指伸筋腱断裂										
初診年月日	平成 22 年 10 月 31 日				初診時症状	左第4指中節末節関節部に腫脹とクリック音あり					
事例レベル いずれかに○	0	1	2		3	4	⑤	6			
		←インシデント			アクシデント→						

*事例レベル分類表（例）

インシデント	0	間違ったことが発生したが，患者には実施されなかった
	1	間違ったことが患者に実施されたが，それによる実質的な影響はなかった
	2	間違ったことが患者に実施されたが，影響の有無については経過観察の必要があると判断された
アクシデント	3	事故により心身になんらかの影響を与え，観察強化や医療機関による検査の必要があると判断された
	4	事故のために治療の必要が生じたか，本来必要なかった治療により日数が増加すると考えられた
	5	事故により機能障害を残す可能性が大であると考えられた
	6	事故が死因となった

インシデント・アクシデントの主な内容（該当する項目の□にチェック✓を付けてください）

☑技術ミス　□患者誤認　□治療中の転倒・転落　□院内での転倒・転落　□患者への暴力
□患者からの暴力　□盗難　□災害　□機器類誤操作　☑各種検査の不手際　□治療者の接遇の問題
□事務の接遇の問題
□その他（　　　　　　　　　　　　　　　　　　　　　　　　　　　　　　　　　　　　　　）

事故などによる患者の状態の変化	□なし	☑あり
患者への説明	□なし	☑あり
家族への説明	□なし	☑あり

原因に対する自己分析（複数回答可とし，該当する項目の□にチェック✓を付けてください）

□知識不足　☑経験不足　☑初期確認不足　☑整復後確認不足
□誤った思いこみ　□気持ちの焦り　□医療機器の操作ミス　☑観察・管理不足
□患者への説明不足　☑不注意　□医療機関との連携不足　□医療機関への転医遅れ
☑不可抗力（☑患者の特殊性　☑部位の特殊性　□その他（　　　　　））

特記事項（防止する方法や予後等について自由にお書きください）

　糖尿病の病歴があり，末節骨背側部の剝離骨折に注意はしていたが，通常同時には発生しない伸筋腱の断裂は想定していなかった．治療経過途中で気づき処置を追加したが，糖尿病がマイナス因子となり修復することができず，ドロップフィンガーを呈することとなった．

＊事前レベルの高低にかかわらずレポートを提出することが，柔道整復師の社会的信頼確保のために必要です

6 柔道整復業務におけるリスクマネージメントとインシデントレポート　11

財団法人柔道整復研修試験財団殿

柔道整復師インシデント・アクシデントレポート　【参考案】

接骨院名	日本接骨院	院長氏名	日本　太郎
報告年月日	平成 22 年 11 月 11 日	報告者名	院長本人
発生年月日	平成 22 年 10 月 31 日	認識年月日	平成 22 年 11 月 7 日
患者氏名	東京　太郎　　（男・女）	生年月日	明・大・昭・平　○ 年 ○ 月 ○ 日(10歳)
発生部位	上腕骨下端部（上腕骨顆上骨折）治療に伴う橈骨神経の障害		
初診年月日	平成 22 年 10 月 31 日	初診時症状	典型的顆上骨折の転位を示していた
事例レベル いずれかに○	0　　　1　　　② 　　　3　　　4　　　5　　　6　　　　　　　←インシデント　アクシデント→		

＊事例レベル分類表（例）

インシデント	0	間違ったことが発生したが、患者には実施されなかった
	1	間違ったことが患者に実施されたが、それによる実質的な影響はなかった
	2	間違ったことが患者に実施されたが、影響の有無については経過観察の必要があると判断された
アクシデント	3	事故により心身になんらかの影響を与え、観察強化や医療機関による検査の必要があると判断された
	4	事故のために治療の必要が生じたか、本来必要なかった治療により日数が増加すると考えられた
	5	事故により機能障害を残す可能性が大であると考えられた
	6	事故が死因となった

インシデント・アクシデントの主な内容（該当する項目の□にチェック✓を付けてください）

☑技術ミス　□患者誤認　□治療中の転倒・転落　□院内での転倒・転落　□患者への暴力
□患者からの暴力　□盗難　□災害　□機器類誤操作　☑各種検査の不手際　□治療者の接遇の問題
□事務の接遇の問題
□その他（　　　　　　　　　　　　　　　　　　　　　　　　　　　　　　　　　　　　）

事故などによる患者の状態の変化	□なし	☑あり
患者への説明	□なし	☑あり
家族への説明	□なし	☑あり

原因に対する自己分析（複数回答可とし、該当する項目の□にチェック✓を付けてください）

□知識不足　☑経験不足　☑初期確認不足　☑整復後確認不足
□誤った思いこみ　☑気持ちの焦り　□医療機器の操作ミス　☑観察・管理不足
□患者への説明不足　☑不注意　☑医療機関との連携不足　□医療機関への転医遅れ
□不可抗力（□患者の特殊性　□部位の特殊性　□その他（　　　　　　　　　　　　　））

特記事項（防止する方法や予後等について自由にお書きください）

　忙しい中で来院した患者の泣く声に慌て、早く整復をし楽にさせてやりたいと思った結果、医療機関との連携も十分とらずに、初期の検査を確実に実施せず、橈骨神経の障害がどの時点で発生したかの経緯が確認できず、原因の特定が困難となった事例である．手関節での背屈が十分できない現在の状況である．
　患者の祖父をはじめ、柔道整復師として信頼関係が存在するが、今回の事例については信頼関係を損なうこととなり、あらためて治療者としての責任を感じるところである．なお、現在は末梢神経麻痺の症状が改善されつつあり、経過を観察しているところである．

＊事例レベルの高低にかかわらずレポートを提出することが、柔道整復師の社会的信頼確保のために必要です

3 柔道整復業務におけるアクシデントの予防と対応

人は誰でも間違える(To err is human)と言われているが，医療におけるアクシデント(有害事象)は，人の死や傷害を招いてしまう．また，エラーは患者の医療に対する信頼を失墜させる結果を招来する．

柔道整復業務においても，アクシデントやエラーをいかに予防するか，また，アクシデントがおこってしまった場合，どのように対応したらよいのかを考えなくてはならない．

1 エラーの分類

どんなに医療知識と医療技術がある医療従事者でもエラー(過ち)errorをおかすことがある．エラーの原因は，人的要因だけでなく，システム上の要因が関係することも多く，複雑に重なり合って発生することが多い．エラーを改善したつもりでも，そのうちいくつかの要因が残っていれば，また同じエラーをおかすこととなる．エラーの原因を分析して，正しく把握することにより，同じエラーを防ぐことが重要である．

ここでは一般的なエラーの分類を紹介する．

a. 要因による分類

　1) 当事者エラー
　・当事者にエラーの原因(不注意，能力の欠如など)があるもの．

　2) 組織エラー
　・システム上の欠陥によるもの．

b. 意図の有無と原因による分類(リーズン Reasonの分類)

　1) 意図しないエラー
　a) スリップ slip
　・熟練ベースの行為を行う段階で「うっかり」したためにおこるエラー．
　b) ラプス lapse
　・短期記憶の蒸発(一瞬そのことを忘れてしまったため)によっておこるエラー．

　2) 意図的なエラー
　a) ミステイク mistake
　・規則ベースの行為において手段や規則の選択を誤ったためにおこるエラー．
　・知識ベースの行為における思い込み・過信・過小評価によっておこるエラー．
　b) 違　反 violation
　・日常的バイオレーション：日常的状況から判断したためにおこるエラー．

- 例外的バイオレーション：今回に限っては大丈夫と判断したためにおこるエラー．
- サボタージュ：意図的にサボったためにおこるエラー．

c. 習熟度による分類

1) ランダム・エラー random error
- 習熟度が未熟なためにおこるエラー．

2) システマティック・エラー systematic error
- 習熟度は増してきているが，個人の癖など一定の傾向が出現しておこるエラー．

3) スポラディック・エラー sporadic error
- かなりの熟練者がおこすエラー（いわゆる「弘法も筆の誤り」）．

d. 遂行の有無による分類（スウェイン Swain の分類）

1) コミッション・エラー commission error
- 遂行したが，誤ったことをしてしまったためにおこるエラー．
- 選択・順序・タイミングの誤りや操作量の過剰・過小によるエラー．

2) オミッション・エラー omission error
- 必要なことを遂行しなかったためにおこるエラー．

2 アクシデント（有害事象）の予防（リスクマネージメント）

　ヒヤリハットやアクシデントの発生には，多くの要因が関係する．ヒヤリハットやアクシデントを生じないため，まず，医療知識を十分に習得し，日頃より技術の研鑽に努めることは当然のことである．そのため，養成施設や大学での教育だけでなく，卒後臨床研修や生涯教育は必須である．

　また，柔道整復師は医師との連携のもと，業務範囲を認識し，科学的根拠に基づいた治療を行わなければならない．常に緊張感をもって，注意深く治療にあたる必要がある．さらに，患者の気持ちを理解するように努力し，信頼関係を作るように努力する．訴えや症状をよく聞き，詳しく状態を把握し，患者にわかりやすく説明する必要がある（インフォームド・コンセントの重要性）．

　それでも，アクシデント（有害事象）を「ゼロ」にすることはできない．もし，ヒヤリハットなどの事象が生じた場合は，インシデントレポートを組織的に作成して分析し，予防する努力が大切である．いいかえれば，エラーの原因を分析して探求し，システム全体を改善して再発を予防する必要がある．その際，自発報告システムが重要であり，過失や事故を報告することに一切制裁処分等のない環境を確立しなければならない．制裁をおそれた結果，エラーが報告されないことにより同様のエラーを繰り返すことになる．エラーを認め，原因を追及し，将来のための改善を加えることこそが，予防につながる．

3 アクシデント（有害事象）がおこってしまったときの対応

　医療事故の多くは，訴訟までには至らず，話し合いで解決している．
　医療事故がおこって患者からのクレームが生じたとき，対応の仕方が大切である．
　対応の仕方は，原則的に次の3通りがある．
①患者に理があるとき ⇒ 誠心誠意謝罪する．
②言い掛かりで根拠のないクレーム ⇒ 2人で対応し，1人は記録してはっきりと意思表示をする．
③クレームの内容自体は正当でありながら通常の対応では納得しないとき ⇒ その場で処理せず，一度預かった後，速やかに対応する．

4 施術における安全管理

1 施術所内の安全管理スペースの確保

以下のように施術所内の安全管理に配慮する必要がある．
① 高齢者はほんのわずかの段差でつまずくので，段差をできるだけなくす（図4-1）．
② 電源をとるための，延長コードなどはできるだけ使わなくてすむように，壁にコンセントを多く配置する（図4-2）．
③ 起立時の転倒を防ぐため，トイレなどには手すりをつける（図4-3）．
④ 床はぬれると滑るので，ぬれたらすぐ拭き取るように心がける（図4-4）．
⑤ パラフィンはさらに滑るので，パラフィン浴の周りに注意する．敷物を敷き，すぐに交換できるようにする．
⑥ 事故防止のためには治療室はすみからすみまで見渡せるように工夫をする．プライバシーの確保は，すそのあいたカーテンなどが有用である．

2 創傷の有無の確認と感染防止

機械的外力による開放性の損傷（身体の表面を覆う組織の断裂がある場合）を「創傷」という．

創傷部位に細菌（化膿菌）感染をきたすと，「化膿」（血液を栄養として細菌が増殖）という病態をひきおこす危険性がある．しかし，細菌がついてもすぐには化膿しない．化膿に至るのに3日程かかるので，感染防止には早期から消毒し清潔を保つ必要がある．化膿すると患者が苦しみ予後が悪く，場合によっては抗生物質を投与する必要が生ずる．

柔道整復師養成の大学や専門学校において，外科学の講義で学ぶ創傷についての知識を十分に学習しておく必要がある．すなわち，創傷の種類，創傷の処置（消毒法など）や止血法などを確実に習得しておかなければならない．

3 外傷の正確な評価の重要性

正しい治療を選択するためだけではなく，治療効果を客観的に評価するためにも，状態を正確に把握・評価し，経時的に記録することが大切である．
① 腫れ・むくみ，筋の萎縮・肥大，関節水腫などの評価として，四肢の周囲径の測定が経過をみるのに役立つ（図4-5）．
② 患部の関節可動域測定は基本肢位を0°として，他動的可動域と自動的可動域を経時的に測定・

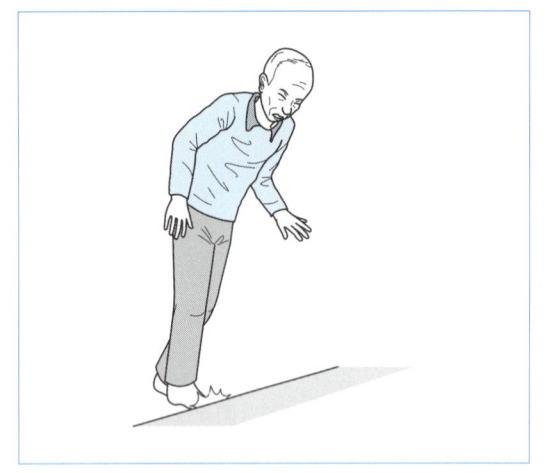

18　第4章　施術における安全管理

図4-1　段差でのつまずき

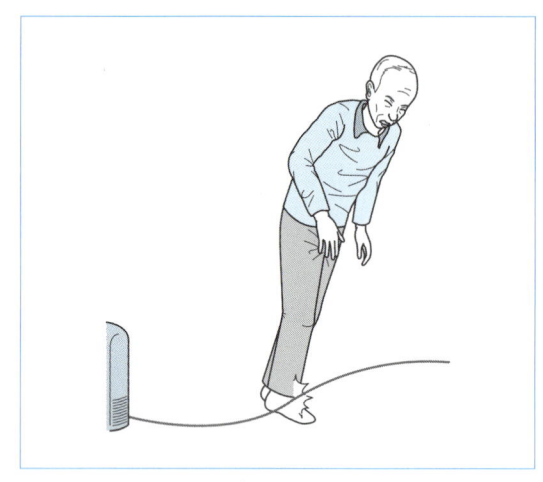

図4-2　コードによる転倒

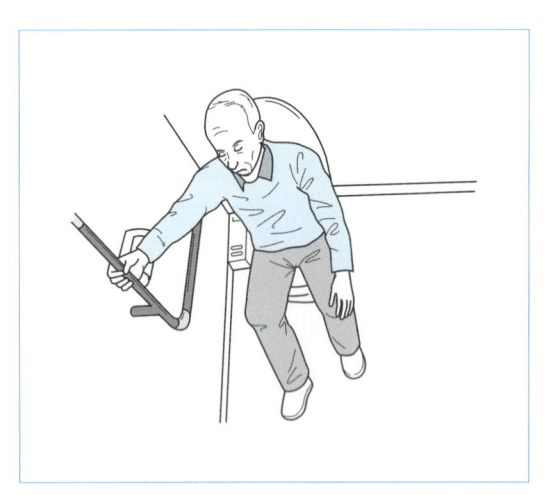

図4-3　手すりのついたトイレ

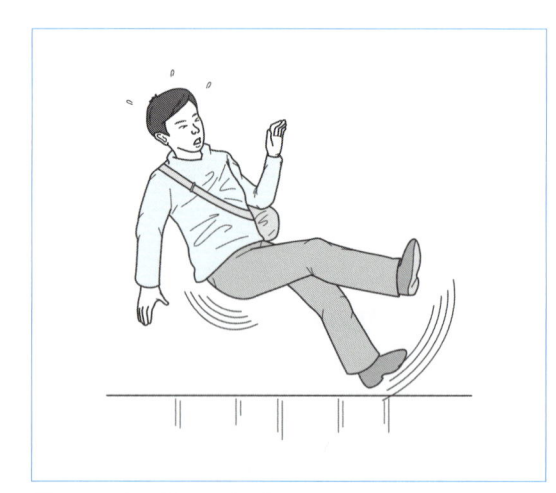

図4-4　床で滑って転倒

図4-5　大腿周囲径の測定
大腿周囲径の測定では膝蓋骨上端より何cm上方を計測するかを記載する．通常は膝上10cmで評価するが，内側広筋を評価するときには膝蓋骨上端より上方5cmで評価する．外傷により関節可動域が制限されている場合には，その角度も記載する．

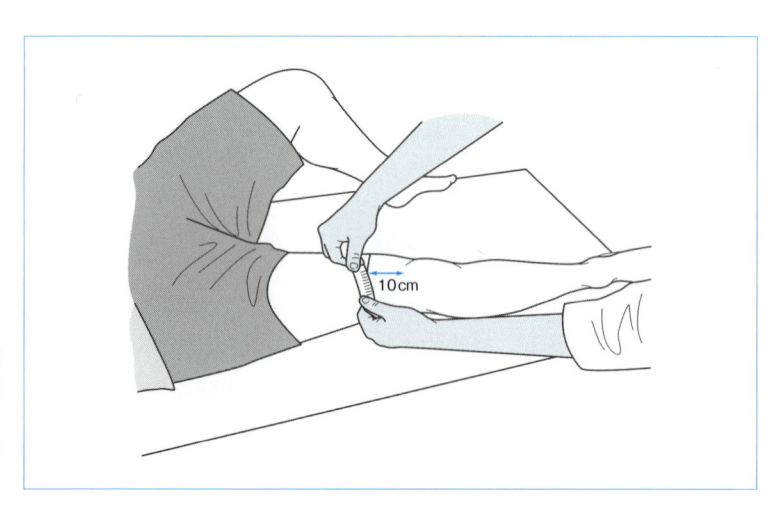

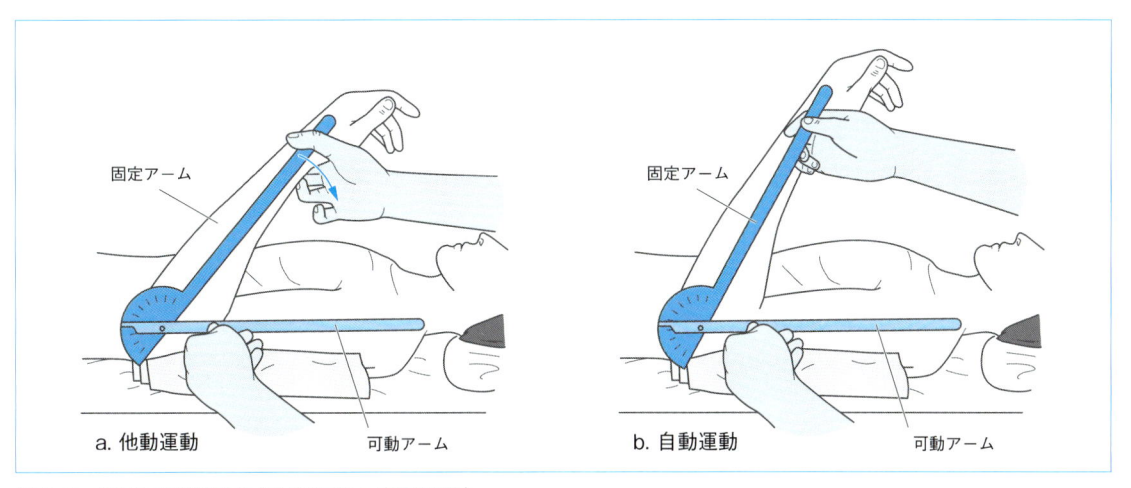

図4-6 関節可動域測定（他動運動と自動運動）
一般的に記載は5°刻みで他動運動を記録するとされているが，それぞれを計測しそれぞれを記載するのがよい．

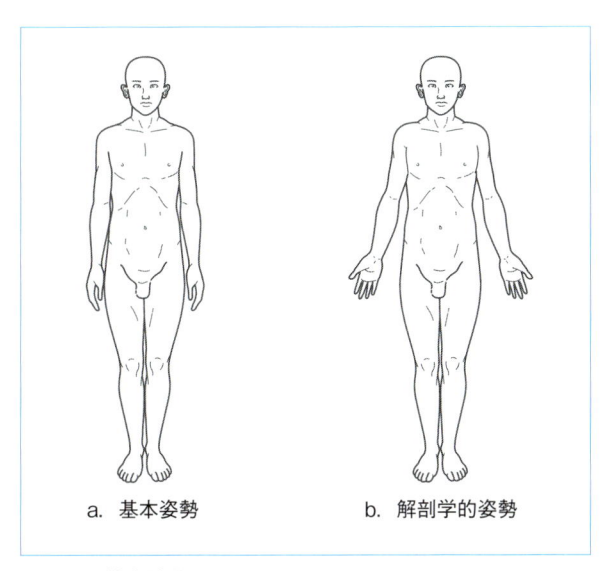

図4-7 基本肢位

記録する（図4-6，基本肢位の図4-7）．

③四肢の長さの測定は，骨折や脱臼その他の診断・評価に有用である．
　（1）上腕長：肩峰～上腕骨外側上顆
　（2）前腕長：上腕骨外側上顆～橈骨茎状突起
　（3）棘果長 spino malleolus distance（SMD）：上前腸骨棘～内果（図4-8）
　（4）転子果長 trochanto malleolus distance（TMD）：大転子～外果

④徒手筋力テスト manual muscle testing（MMT）（図4-9）は，現在の筋力の状況や筋力の経時的変化を評価するのに有用である．徒手筋力テストは，6段階評価を行う．
　5（normal）（N）：強い抵抗に逆らって，完全に運動できる．

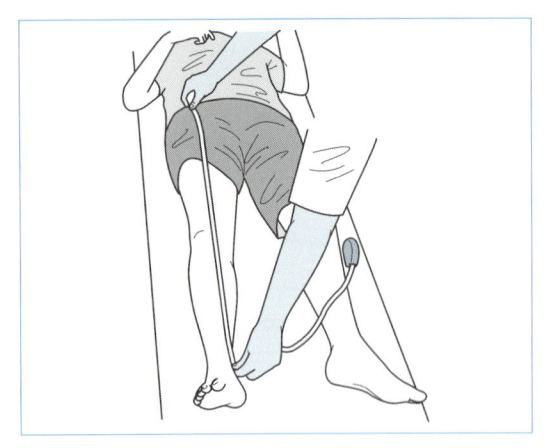

図4-8　棘果長（SMD）
下肢長には棘果長と転子果長があり，それぞれ目的に応じて測定する．

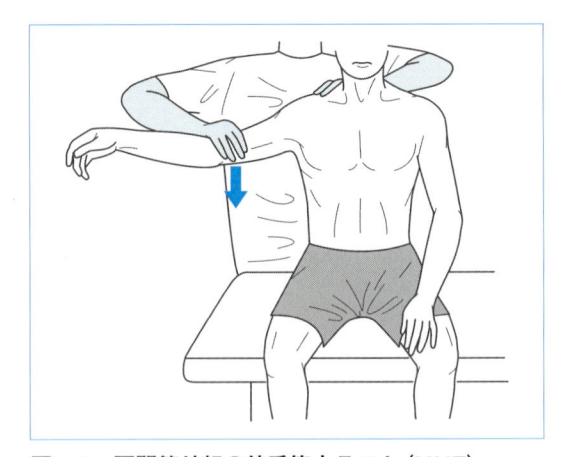

図4-9　肩関節外転の徒手筋力テスト（MMT）
座位にて肩関節の外転に対し抵抗を加える．図では重力に抗して肩関節外転運動が行えているのでMMT3（fair）以上はあることがわかる．強い抵抗に抗して完全に運動できれば5（normal），できなければ4（good）となる．

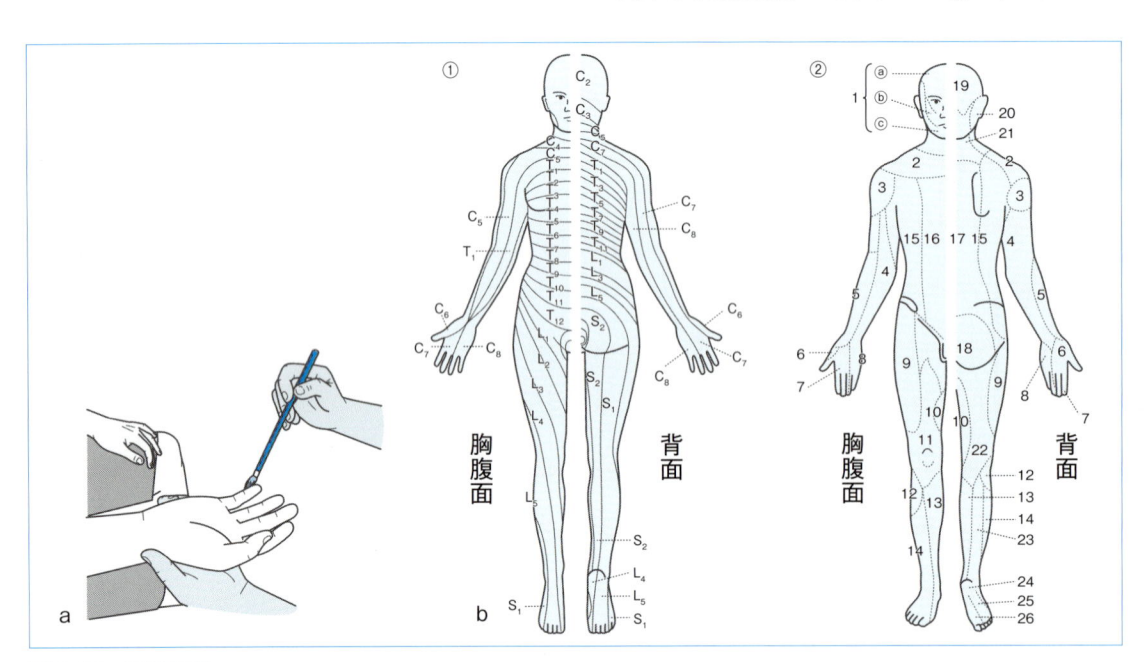

図4-10　知覚検査
a：皮膚感覚帯を理解し，筆やルーレットを用いて知覚の低下を検査する．
b：①キーガン Keeganの皮膚感覚帯．脊髄レベル（神経根）別にみた表在感覚帯である．
　　②末梢神経別にみた支配領域．手の神経損傷などの診断には大切である．
　1. 三叉神経（ⓐ前頭神経，ⓑ上顎神経，ⓒ下顎神経），2. 鎖骨上神経，3. 腋窩神経，4. 前腕皮神経（橈骨神経の枝），
　5. 外側前腕皮神経（筋皮神経の枝），6. 橈骨神経浅枝，7. 正中神経，8. 尺骨神経，9. 外側大腿皮神経，10. 閉鎖神経，
　11. 大腿神経前皮枝，12. 総腓骨神経，13. 伏在神経，14. 浅腓骨神経，15. 胸神経外側皮枝，16. 胸神経前皮枝，
　17. 胸神経内側皮枝，18. 仙骨神経後枝，19. 大後頭神経，20. 大耳介神経，21. 頸部皮神経，22. 後大腿皮神経，
　23. 腓腹神経，24. 脛骨神経，25. 外側足底神経，26. 内側足底神経
　［① Keegan & Garrett, 1948；国分正一，鳥巣岳彦 監：標準整形外科学，第10版，p99，医学書院，2008．② Chusid JG, McDonald JJ：Correlative Neuroanatomy and Functional Neurology. 18th Ed；国分正一，鳥巣岳彦 監：標準整形外科学，第10版，p99，医学書院，2008］

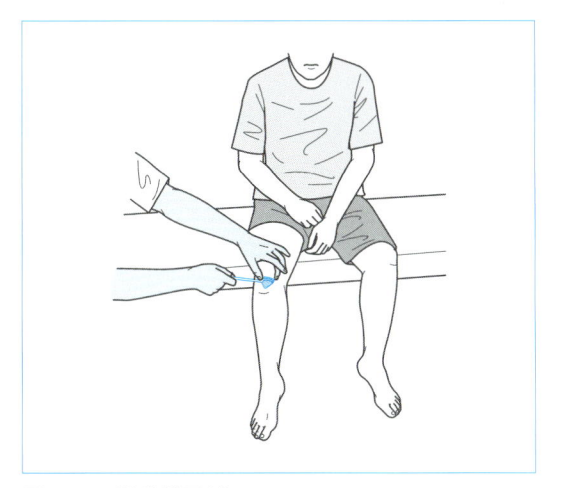

図4-11 膝蓋腱反射
腱の位置を確認し，ハンマーで軽く叩打する．

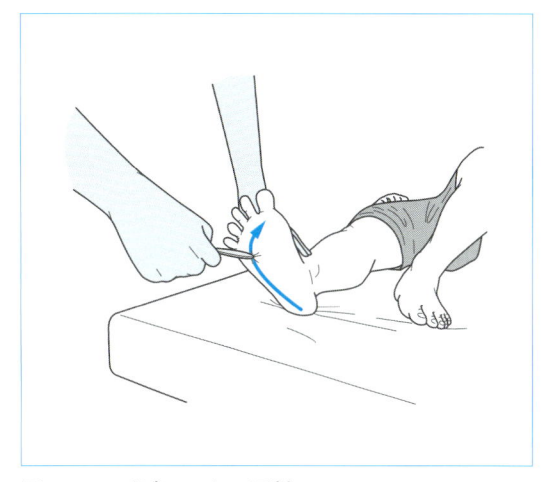

図4-12 バビンスキー反射
足底外側を矢印のようにこすると，母趾が伸展し他の四趾が開く．バビンスキー反射の出現は，錐体路の障害を示す病的反射である．

 4（good）（G）：若干の抵抗に打ち勝って運動できる．
 3（fair）（F）：重力に抗して完全に運動できる．
 2（poor）（P）：重力を除くと完全に運動できる．
 1（trace）（T）：わずかな筋収縮はあるが関節は動かない．
 0（zero）（Z）：筋収縮なし．
 normal：正常，good：よい，fair：まずまず，poor：乏しい，trace：ほんの少し．
⑤知覚低下の評価は，筆（図4-10）やルーレットで行う．同じ強さで触れるためには慣れとテクニックを要する．
⑥腱反射（図4-11），病的反射（図4-12）は，頸や腰の外傷では必ずチェックし記録する必要がある．

4 施術法選択の重要性

 柔道整復師の治療法は整復→固定→後療法の3段階よりなる．さらに後療法は，手技療法，運動療法，物理療法から構成される．
 手技療法には軽擦法，強擦法，揉捏法，圧迫法，叩打法，振戦法，伸長法（図4-13）などがある．
 運動療法は他動運動と自動運動に大別される．自動運動は筋力回復を図り，アライメントの補正をするため，変形性膝関節症などに有効である．
 また，骨折における浮腫を除くのに自動運動が有用である．そのためにも固定範囲を考慮し，不必要な部位までの関節固定は避けるべきである（従来，患部の上下各1関節を含む固定が原則であった．ワトソン・ジョーンズ）．

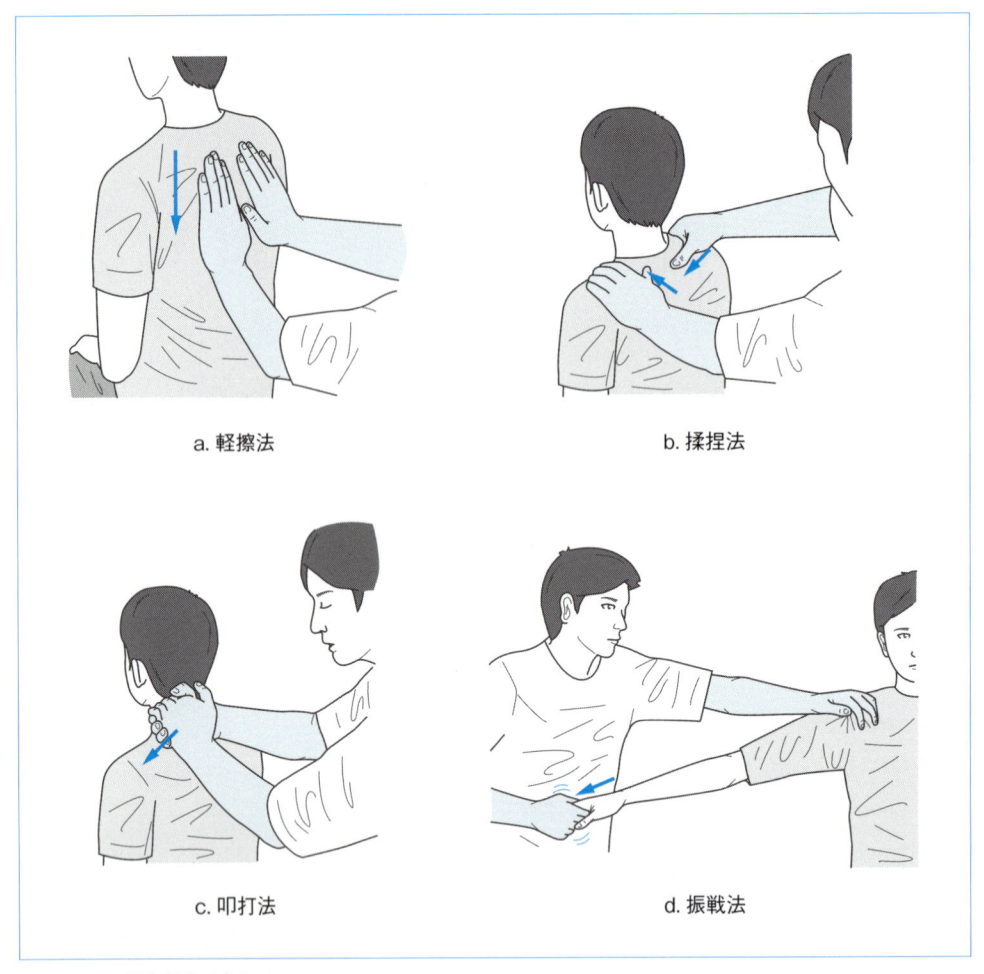

図4-13 手技療法の例
a. 軽擦法：手掌や手指で「なでる」，もしくは「さする」手技．
b. 揉捏法：母指や手掌部などで適度に圧を加え，輪状や線状に動かし「もむ」手技．
c. 叩打法：一定のリズムで「たたく」手技．
d. 振戦法：力をぬいた手足を，細かく「ふるわせる」手技．図は手を軽く牽引しながらふるわせる牽引振戦法である．

　拘縮をきたしやすい固定肢位に注意が必要である（例えば指MP伸展位，PIP屈曲位，前腕回内位，足関節の底屈位など）．
　運動療法により，疼痛，呼吸困難，胸痛，めまい，高度の疲労，顔面蒼白，チアノーゼ，冷汗などの症状がみられたら，速やかに中止しなければならない．
　物理療法は電気，光，音などの物理的エネルギーを治療に応用する方法である．物理療法に関しては第5章で述べるが，手技療法や運動療法と組み合わせて行うことが有効である．
　そして，ただ治療するだけではなく，施術後の「指導管理」つまり生活指導を行うことが非常に重要である．痛みがいったんとれても，指導（注意）しないと無理をして前より悪化することが多い．生活の指導をするためには豊富な知識が必要である．

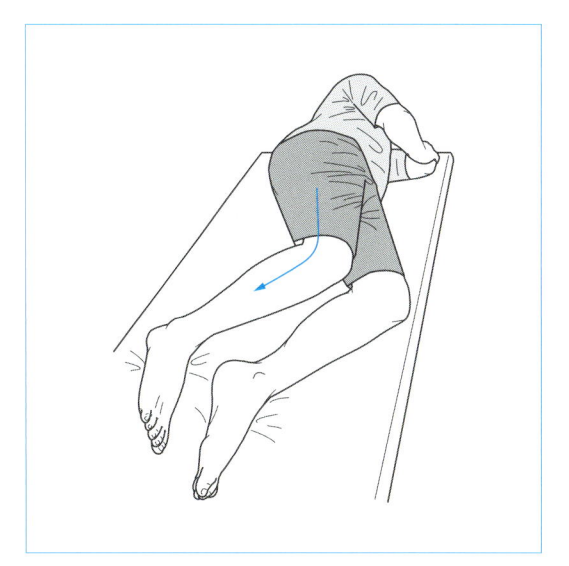

図4-14 右の坐骨神経痛時の側臥位
坐骨神経は下肢の後面を走行するため，膝伸展・股関節屈曲位で神経はもっとも緊張する．神経の緊張を緩和するためには痛い側の股関節を伸展し膝を屈曲するとよい．

　例えば腰痛の患者には，次のような指導を行うとよい．
① 太らない．
② 重いものをもたない．
③ 中腰にならない．
④ 椎間板にかかる力は，腰かけているより立っているほうが弱い．これは立位では膝や股関節が緩衝するためである．
⑤ 椅子は高いより低いほうがよい．
⑥ 寝るときには痛むほうを上にした側臥位で，膝を曲げ神経を緩める肢位がよい（図4-14）．

5 物理療法の安全管理

1 物理療法の定義

物理療法とは，温熱，電気，光線，牽引などの物理的エネルギーを生体に与えることにより，疼痛緩和や機能回復などを図る治療手段である．

2 物理療法の種類

主な物理療法には以下のものがある．

a. 温熱療法
① 伝導熱（ホットパック，パラフィン浴）．
② 輻射熱（赤外線）．
③ ジアテルミー（超短波，極超短波，超音波）．
④ 対流（渦流浴，気泡浴，気泡振盪浴）．

b. 電気療法
① 低周波．
② 干渉電流療法．
③ 経皮的電気刺激 transcutaneous electrical nerve stimulation (TENS)．

c. 寒冷療法
① コールドスプレー，コールドパック．
② アイスマッサージ．
③ 低温ガス（極低温治療装置）．

d. 光線療法
① 紫外線．
② レーザー．

e. 介達牽引療法
① グリソン係蹄牽引．
② 骨盤牽引．

3 物理療法実施上の注意

物理療法では，まず当該物理療法の「生理的作用」を考慮し，「適応症」か否かをしっかりと見

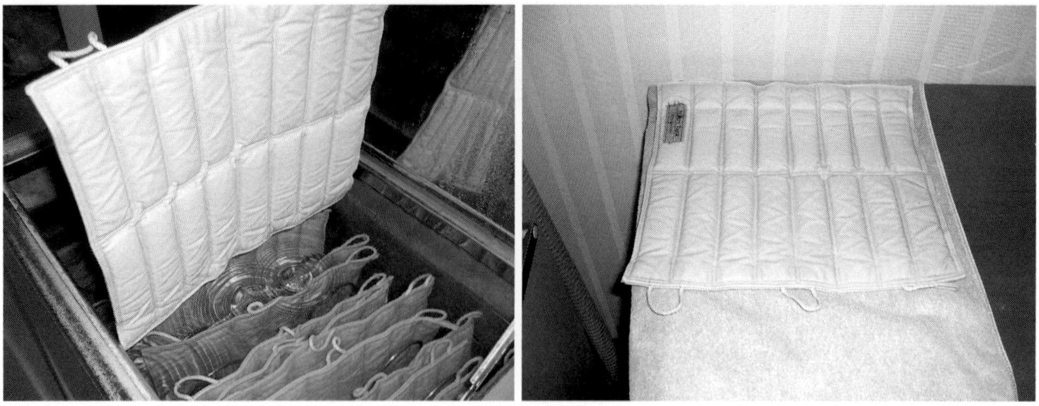

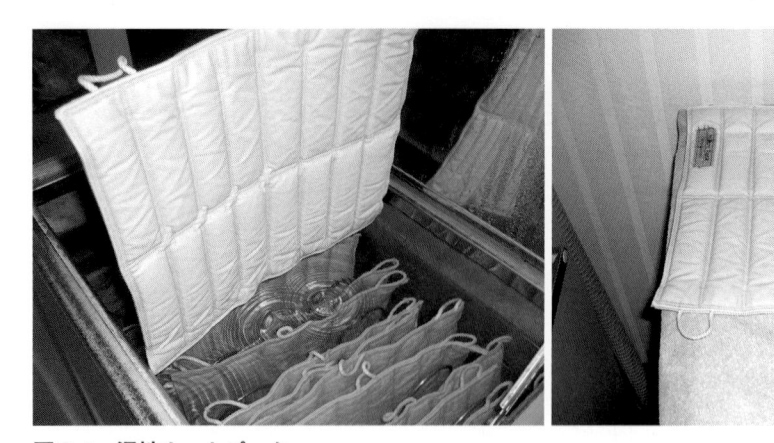

図5-1 湿性ホットパック
60℃程度の湯につけた布製のパックをタオルなどに包んで治療に用いる．

極めることが肝要である．
　また，安全管理の面から，各々の物理療法の「禁忌症」を熟知し，物理療法による過誤をおこさないように注意する必要がある．また，操作の不注意による事故も発生しているので，常に慎重な操作を行うことを忘れてはならない．

4 物理療法の一般的禁忌症

　以下の場合，物理療法は一般的に禁忌である．
①急性炎症，出血．
②高度の血行障害．
③出血傾向，血液凝固異常．
④急性心不全，意識障害．
⑤感覚脱失．

5 温熱療法

a. 温熱療法の種類

　温熱療法は，その作用から以下のように分類される．
①伝導熱：ホットパック，パラフィン浴．
②輻射熱：赤外線．
③ジアテルミー（高周波）：超短波，極超短波，超音波．
④対流：渦流浴，気泡浴，気泡振盪浴．
　温熱療法はさまざまな治療（筋力強化，牽引，関節可動域 range of motion (ROM) の増大）の導入として用いられることが多い．

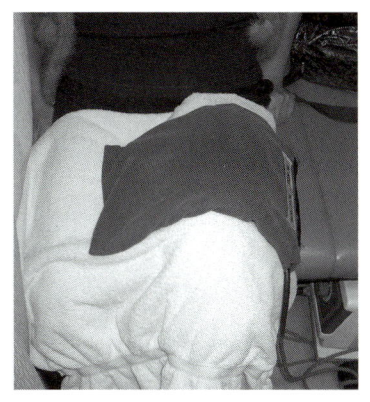

図 5-2　乾性ホットパック　　図 5-3　パラフィン浴

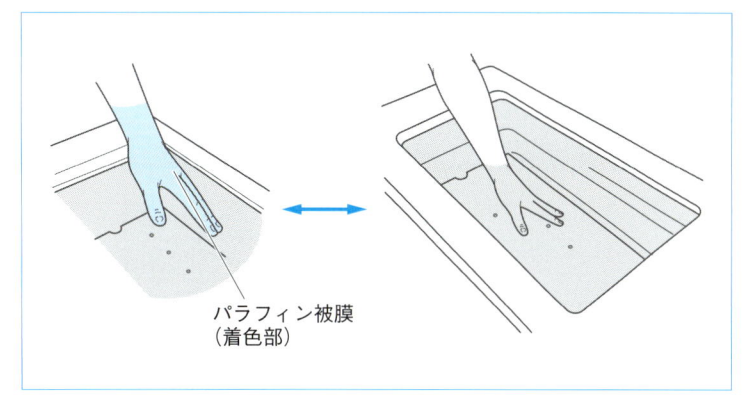

1) ホットパック
湿性 (図 5-1) と乾性 (図 5-2) がある．
腰背部，肩部，四肢関節などに用いられる．

2) パラフィン浴 (図 5-3)
手指，手関節に使用される．
55℃〜60℃と高温だがあまり熱く感じず，その後ゆっくりと冷却していく．

3) 赤外線療法
ここでは，温熱療法に分類しているが，光線療法に分類することもある．
人工的に発生させた赤外線による温熱作用を利用した治療法である．

4) 極超短波 (マイクロウェーブ) 療法 (図 5-4)
周波数 300〜3,000 MHz (一般に周波数 2,450 MHz が用いられる) の極超短波を利用して行う温熱療法である (体表よりおよそ 6 cm 内側まで温める)．電気療法に分類することもある．

5) 超音波療法 (図 5-5)
1 MHz 前後の音波による機械的振動作用と温熱作用を利用した治療法である．超音波は熱深達度がもっとも深い．電気療法に分類することもある．

6) 気泡浴
浴槽に気泡発生装置を取りつけ，気泡によるマッサージ効果をねらったものである．

b. 温熱療法の適応

筋緊張緩和，鎮痛・消炎，代謝亢進，結合組織伸長性増加などの作用があり，適応疾患として，関節リウマチ，変形性関節症，神経痛，肩関節周囲炎，肩こり，筋肉痛，腰痛，骨折・脱臼・捻挫・打撲後，関節拘縮，浮腫など多岐にわたる．

c. 温熱療法の禁忌

温熱療法は高温で熱傷をしやすいので，知覚障害のある人や糖尿病や認知症の人には行わない．
【特異的禁忌：極超短波 (マイクロウェーブ) 療法】
マイクロウェーブ (極超短波) の仕組みは電子レンジと同じである．服を着たまま治療ができ

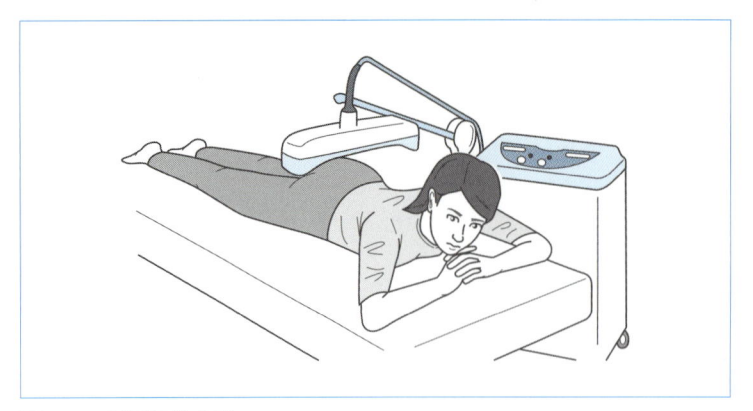

図5-4 極超短波療法

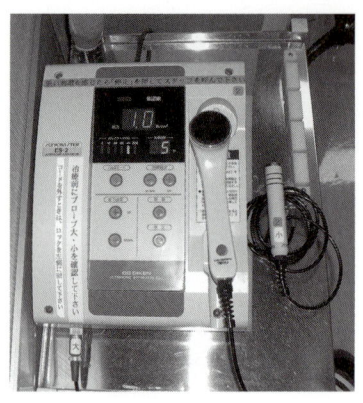

図5-5 超音波療法

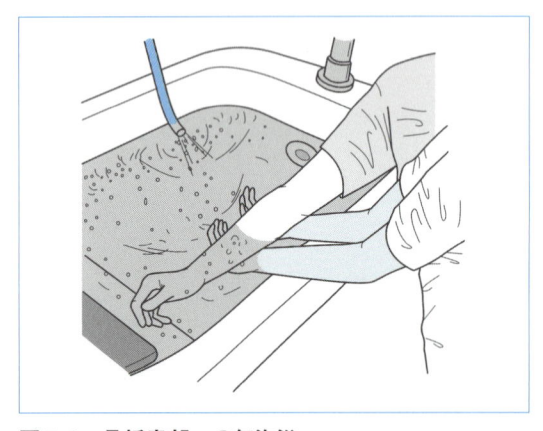

図5-6 骨折患部への気泡浴
気泡による音波に加えて，マッサージ効果をねらったものである．

る．手軽ではあるが熱傷などの事故が多い．金糸，銀糸，ペースメーカー，イレズミ，円皮針，携帯電話，人工関節は熱傷のもととなるので，注意を要する．なお，使い捨てカイロにマイクロウェーブをあてると，4分で煙がでてくる．眼球への使用も，禁忌である．

d. 温熱療法処置上の注意点

- ・熱すぎて熱傷をおこさないように注意する．
- ・パラフィン浴の周囲では，滑って転倒しやすいので注意する．
- ・骨折患部に気泡浴を行う場合，患部の固定をしっかり行う（図5-6）．

6 電気療法

周波数が5～1,000 Hz（低周波）の電流では筋の収縮がおこるが，1,000 Hzを超えると筋の収縮はおこらなくなる．さらに周波数が1 MMHz（100万 MHz）を超すと温熱作用が出現する．

電気療法には，低周波療法，干渉電流療法，TENSなどがある．超短波療法，極超短波療法，

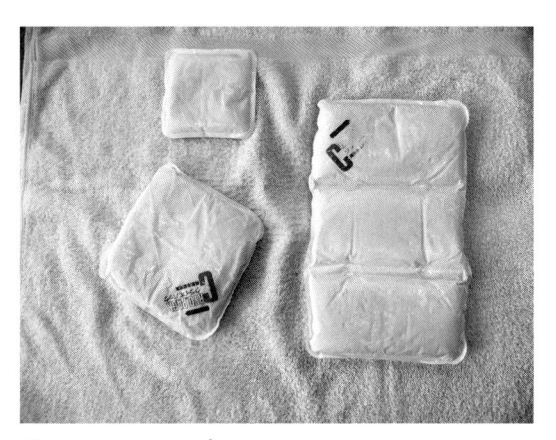

図5-7 コールドパック

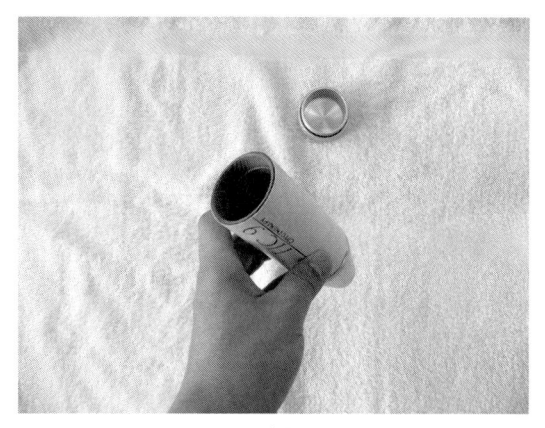

図5-8 アイスマッサージ（フリッカー）
容器の中に氷と水を入れ，先端の丸いほうを患部にあててマッサージする．

　超音波療法は，ここでは温熱療法に分類しているが，電気療法に分類されることもある．

a. **電気療法（低周波療法）の適応**

　　筋収縮（筋の廃用性萎縮の防止），鎮痛作用．

b. **電気療法（低周波療法）の禁忌**

　　すべての心疾患，とくにペースメーカー使用者．

7 寒冷療法

　寒冷療法には鎮痛，消炎，血行改善などの作用がある．

　寒冷療法には，コールドスプレー，コールドパック（図5-7），アイスマッサージ（氷のう，フリッカー（図5-8）），低温ガス（極低温治療装置）などがある．

a. **寒冷療法の適応**

　　急性期の外傷（打撲，捻挫）の痛みをやわらげ，腫れを抑える．

b. **寒冷療法の禁忌**

　　知覚障害のある患部，寒冷過敏症，寒冷じんましん，末梢循環不全，心疾患，脳血管障害など．

c. **寒冷療法処置上の注意点**

　　凍傷をおこさないように注意する．

8 光線療法（レーザー光線療法）（図5-9）

　光のエネルギーで温める．あまり深部の治療には適さない．音のエネルギーを使用する超音波療法（エコー）のほうが深部にエネルギーが届く．

a. **光線療法の適応**

　　指やひきつれなど，表面に近い浅い部分を温めるのに適している．

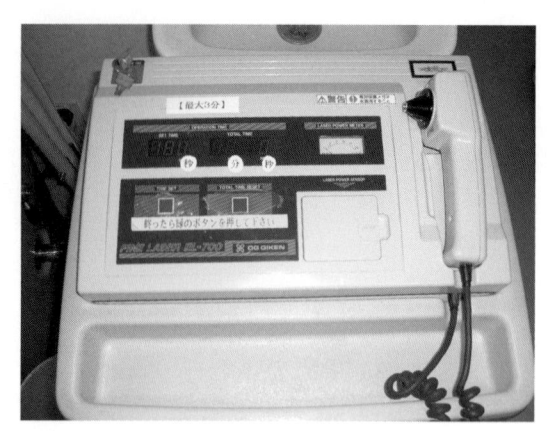

図5-9　レーザー光線療法

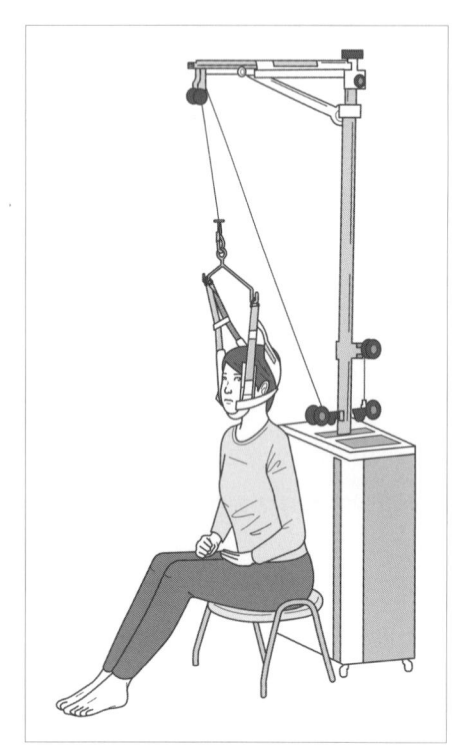

図5-10　グリソン係蹄牽引　　　図5-11　骨盤牽引

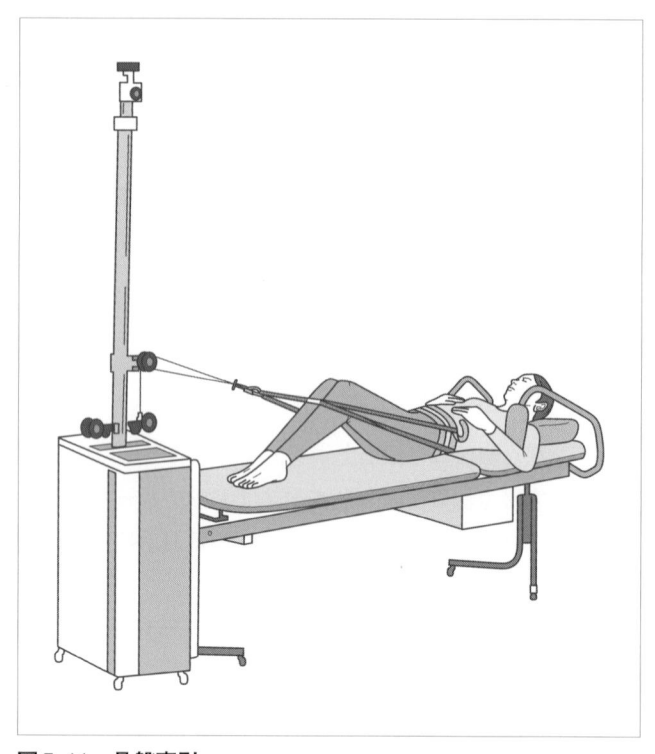

b. 光線療法の禁忌（処置上の注意点）

　　眼にあてると，失明の危険がある．
　　危険なので，顔面部の治療には使用しない．

9 介達牽引療法

　理学療法の1つに介達牽引療法がある．介達牽引療法には，グリソン係蹄牽引（図5-10）や骨

盤牽引（図5-11）などがある．牽引は神経根の椎弓根による上からの圧迫を軽減し，神経根の血流をよくする．しかし，強すぎると神経根を引っ張り，痛みが増悪する．

a. 介達牽引療法の適応
神経根の痛みや麻痺を伴う頸や腰の疾患（頸椎症，腰椎椎間板ヘルニアなど）．

b. 介達牽引療法の禁忌
牽引により痛みが強くなるとき，すなわち椎体の破壊や炎症を伴うとき（化膿性椎間板炎，圧迫骨折，癌の脊椎転移）や脊髄腫瘍では，牽引は行ってはならない．

c. 介達牽引療法の処置上の注意点

1) グリソン係蹄牽引
頸の牽引は，顎関節に負担がかかるのであまり長時間行ってはならない．顎関節症の患者では症状が悪化することがある．まず軽く手で引っ張ってみて方向の確認，痛みが出ないことを確認する．牽引の力は体重の1/6を超えてはならない．

2) 骨盤牽引
腰の牽引は，ヘルニアを引っ込めるわけではないので強すぎる必要はない．治療中は，坐骨神経をゆるめることが必要であり，膝を曲げるのは神経をゆるめるためである．

牽引時は，起きたり寝たりするときにベッドからの転倒などの事故が生じやすい．訴訟になることがあるので，介助と監視が必要である．

10 ROM増大の治療

a. 肩の拘縮
痛みが出現するほど強く矯正してはいけない．高齢者では骨粗鬆症の合併を予測し，痛みを生じない程度に弱くゆっくりとやわらかく行う．上腕骨頸部骨折の合併に注意する．

屈曲訓練は，手掌を上に向けて行う．これは上腕骨を外旋して，大結節が肩峰と衝突するのを避けるためである．関節の中で骨頭を前後，上下に滑らせる関節原性運動も行うと効果が増す．

b. 指の拘縮
MP関節は伸展位で固定すると拘縮を生じやすく，曲げるのは大変である．伸展位で3週間以上固定してはならない．

PIP関節は屈曲位で固定すると拘縮を生じやすく，伸ばすのは大変である．屈曲位で3週間以上固定してはならない．

関節を引っ張り解離して中で骨頭を前後に滑らせる．その後，自動運動で動かし，これを軽く介助する．無理に曲げ伸ばしするのは，効果がないだけではなく骨折をおこす危険性がある．

c. 母指の内転拘縮
中手骨を把握して開く．指部を把握すると，MP関節のゆるみや脱臼をきたす．固定で拘縮をおこさないことを考慮する必要がある．

6 頭頸部，顔面の外傷に対するリスクマネージメント

A. 頭部の外傷

頭部外傷は医師との連携が重要で，普段からどこの病院に患者を搬送することができるか調べておくことが必要である．

1 意識はないが，心臓が動いていて呼吸しているとき

a. **呼びかけに反応するかどうか調べる（表6-1）**

「眼を開けて」「舌を出して」と声をかける．

眼を開けることができるかどうかで，意識レベルの確認ができる．声かけで眼を開けないようであれば，手などをつねってみて顔をしかめるかどうか，痛みへの反応の有無を調べる．

開眼しなければ他動的にまぶたを開き，眼球の偏位をみる．他動的にまぶたを開き，黒目は開いているか（散瞳），閉じているか（縮瞳）どうかをみる．さらにペンライトで対光反射をみる（動眼神経支配）．また眼球の動きを観察し，脳出血による脳の刺激症状であるニスタグムス（眼振）があるかをみる．

b. **眼を開けることができれば角膜反射をみる**

大脳半球の新鮮出血では，反対側の角膜反射（図6-1）が消失する．

頭部外傷は正しく処置をしても救命できないこともあるが，落ち着いて，てきぱきと観察して，ただちに救急車を呼び病院に搬送することが重要である．

表6-1 意識障害の評価法 Japan Coma Scale（3-3-9度方式）

Ⅲ 刺激しても覚醒しない
300. 痛み刺激にまったく反応せず
200. 手足を動かしたり顔をしかめる（除脳硬直を含む）
100. はらいのける動作をする
Ⅱ 刺激すると覚醒する
30. 痛み刺激を加えつつ呼びかけを繰り返すと辛うじて開眼する
20. 大きな声または体をゆさぶることにより開眼する
10. 普通の呼びかけで容易に開眼する
Ⅰ 覚醒している
3. 名前，生年月日がいえない
2. 見当識障害あり
1. 大体意識清明だが，いまひとつはっきりしない

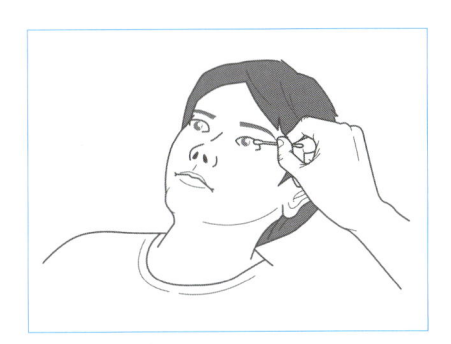

図6-1 角膜反射
患者に側方をみてもらい，湿った綿糸などで角膜に軽く触れる．正常では瞬間的に眼を閉じる．

意識がないと頸部の怪我なのか頭部の怪我なのか，その原因がわからない．この場合，その状況をみていた者がいれば，できる限り詳細な状況を聴取することが必要である．

2 意識がなく心臓が停止しているとき

突然心停止をおこした者の救命率は，除細動が1分間遅れるごとに約10%低下するとされており，AED（Automated External Defibrillator：自動体外式除細動器）による迅速な心室の除細動が必要である．

ここで注意しなければならないのは，AEDによる除細動までの時間である．この間の脳虚血状態を少しでも防ぐ必要がある．そのためAED到着まで，心臓マッサージおよび人工呼吸（気道確保とともに）（☞参考）を行う（ABCの3原則を行う．A：Airway，B：Breath，C：Circulation）．

参考 心臓マッサージと気道の確保

1. 心臓マッサージ

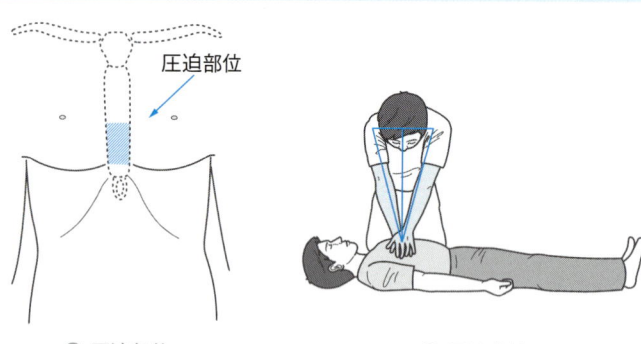

① 圧迫部位　　② 圧迫方法

心臓マッサージは胸骨下端より2横指上方へ上がったところ（①）へ手掌をあて，両肘を伸ばし脊柱に向かって垂直に体重をかけ（②），1分間に50～60回押す．
［日本救急医療財団心肺蘇生法委員会 監：救急蘇生法の指針（市民用），改訂3版，へるす出版，2006より改変］

2. 気道の確保

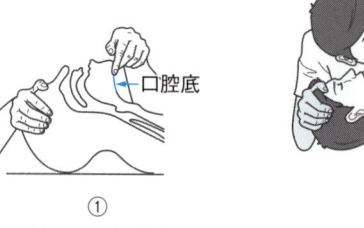

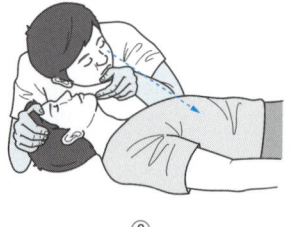

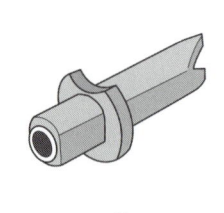

- 口腔内に異物がある場合は，顔を横にしてかき出す．次いで，舌根沈下による気道の閉塞を防ぐため，示指，中指で下顎を引き上げるようにして，頭部を後方へ傾ける（①，②）．
- また，気道がつまっていなければ側臥位にすることで舌根が落ちることを防げる．
- 気管がつまっているようなら，吸引するか，あるいは息を吹き込む．
- 口を開け舌をかまないようにするためにはバイト・ブロック（③）の挿入をするのがよい．
- 気道が確保できない場合は救急を要する．気管切開が必要であるが，救急やむを得ず直接チューブをのどぼとけのすぐ上で気管に突き刺すこともある．

［日本救急医療財団心肺蘇生法委員会 監：救急蘇生法の指針（市民用），改訂3版，へるす出版，2006より改変］

また，早急な専門医の治療が必要であるので，救急車の手配をする．したがって，①119番通報，②AEDを準備する，③心臓マッサージおよび人工呼吸*（気道確保とともに），の3つを同時に進行する必要がある．

そのため，周囲にいる一人に119番通報を指示し，別の一人にAEDを取りに行くことを指示し，自身は心臓マッサージおよび人工呼吸を行う．AEDが到着次第，AEDによる除細動を試みる．AEDは解析率が非常に高く，適応疾患でなければ作動しないので安心であるが，作動させるときは，通電のおそれがあるので周囲の者を遠ざけることに注意する．救急車の到着を待ち，救急隊員に詳細を報告し依頼する．

* 近年，マウス・トゥ・マウスは感染の危険性などから躊躇する者も多い．最近の研究ではマウス・トゥ・マウスを併用せず，心臓マッサージだけで十分効果があることがわかってきている．

3 けいれん

しばしば，けいれんは心停止の初期症状として，脳への血流が不十分となり，無酸素状態となるためにおこる．この場合のけいれん発作の持続時間はてんかん発作より短いが，意識消失が15分間くらい続く．けいれん発作後は唾液分泌が亢進するので，窒息しないように気道の確保が大事である．

呼吸の有無の確認ができない35歳以上のけいれん患者は，心停止も考慮に入れて対応する．

子どものけいれんは熱性けいれん（いわゆる「ひきつけ」）のことが多いが，てんかんによることも多い．可及的早期に救急車を呼んだほうがよい．熱性けいれんは発熱が38℃以上（特に熱の上がりぎわ）でおこり，一般に5分間以内で治まる．熱性けいれんは7歳を過ぎるとおこらなくなるが，すべての子どもの5～10%が経験する．

脈拍があるけいれん症例の95%はてんかんである．けいれん発作の持続時間は40～60秒である．

4 急性硬膜外血腫

頭部外傷により，頭蓋骨と硬膜との間（硬膜の内葉と外葉との間）に出血する急性硬膜外血腫では，受傷直後の一過性意識消失の後，いったん覚醒して会話や歩行ができたにもかかわらず，時間の経過とともに，再び意識が障害されるという特徴がある．急性硬膜外血腫の際の意識清明期 lucid interval は，数時間以内のことが多いが，数分間のこともあれば，長いものでは2～3日間のこともあるので，経過観察に注意を要する．

B. 顔面部の外傷

1 眼部打撲

ボールが眼にあたった場合は，両眼で上方・下方・右方・左方の4方向をみさせ，眼球の動きを観察するとともに，物が二重にみえるかどうかチェックする．もし二重にみえるようならば，

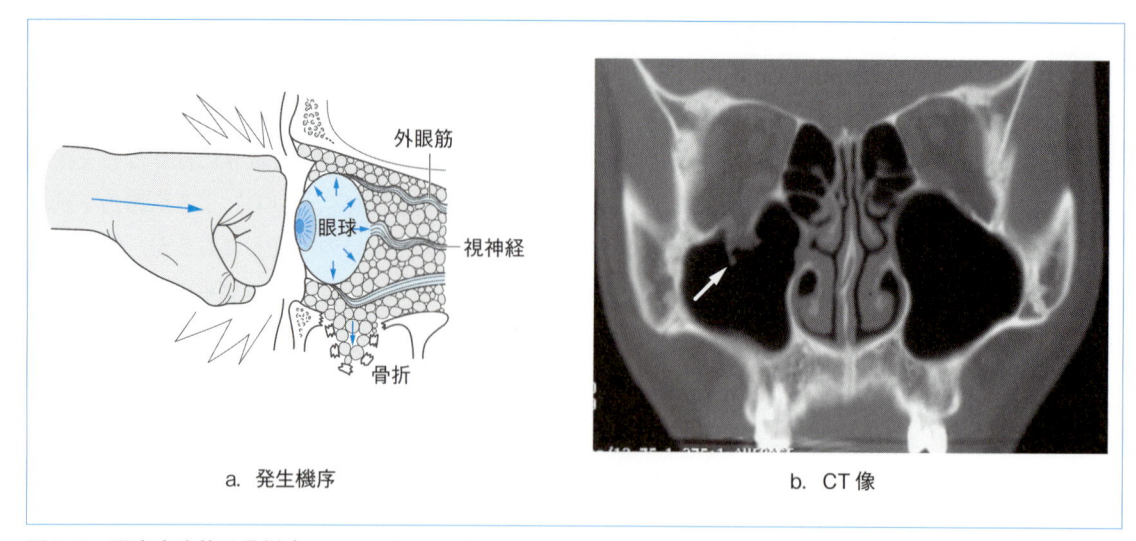

図6-2 眼窩底吹抜け骨折（blow out fracture）
CT画像の前額断により，右眼窩底部が損傷しているのが確認できる（CT像は左右反対のため，左側が損傷しているようにみえる）．
［a：（社）全国柔道整復学校協会 監，（社）全国柔道整復学校協会・教科書委員会 編：柔道整復学（理論編），改訂第5版，p128，南江堂，2009］

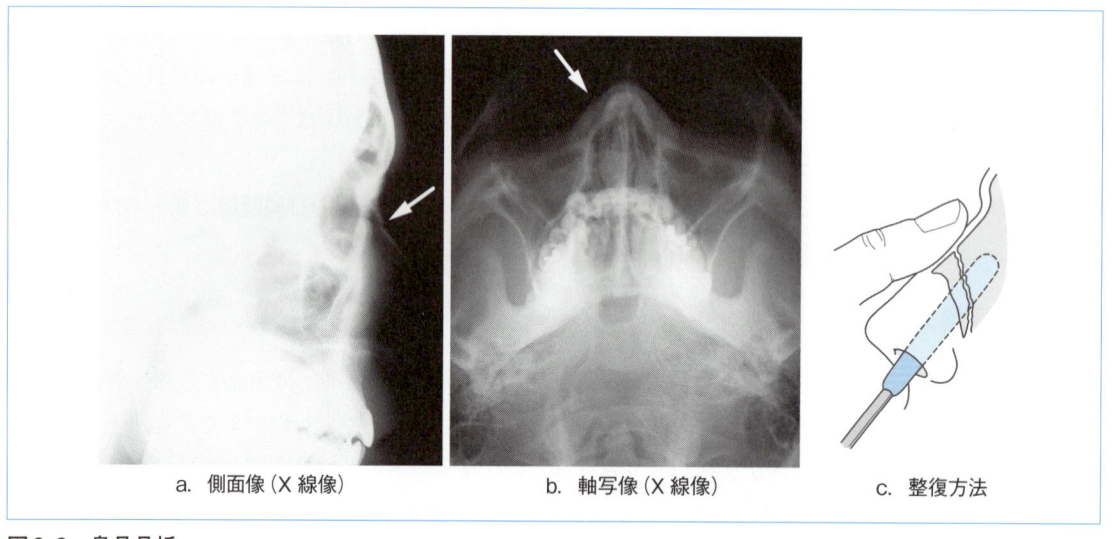

図6-3 鼻骨骨折
鼻骨骨折は，綿花やガーゼを巻いた棒を鼻に挿入し，もち上げて整復する（c）．
［c：（社）全国柔道整復学校協会 監，（社）全国柔道整復学校協会・教科書委員会 編：柔道整復学（理論編），改訂第5版，p132，南江堂，2009］

　眼窩部の内圧が上がって眼窩底の薄い骨を突抜けた骨折（眼窩底吹抜け骨折 blow out fracture）（図6-2）が生じ，眼球が下に落ちたために物が二重にみえている（複視）可能性を疑うことが必要である．
　物がかすんでみえるようなら，網膜剥離を疑うことが必要である．

眼球の向きが不揃いになっていたら，外眼筋麻痺を疑うことが必要である．

2 鼻骨骨折

鼻出血があれば，とりあえず細いガーゼをつめ病院へ搬送する．血液が気管へ流れ落ちるのを防ぐために，耳鼻科でタンポナーデ（口腔から鼻腔の奥へ綿花をつめる）の処置が必要なことがある．鼻の打撲後，鼻が曲がっていたり，もしくは息苦しさを訴えたら骨折の整復を要する．鼻を触りながら整復する（図6-3c）．頬骨弓骨折も軸写像で診断され，触診により骨折部に陥凹を触れる．

3 その他

下顎骨骨折で開口できないときは，手術を要することがある．

C. 頸部の外傷

1 診断のポイント

意識がないと頸部の怪我なのか頭部の怪我なのか，その原因がわからない．この場合，その状況をみていた者がいれば，できる限り詳細な状況を聴取することが必要である．

a. 問 診

交通事故や労働災害が関係していることが多いので，頸部の痛みの生じた原因（いつ，何をして，首がどのようになって痛みが生じたのか）を詳しく聞き出すことが必要である．

1）痛みの部位

首が痛むのか，背中が痛むのか，肩が痛むのか，手指が痛むのか．

2）しびれの性質

意識があるときは，痛みとともにしびれについて聞く．
- 触れないのにビリビリと痛い（dysaesthesia）．
- 触った感じがわからない．感覚が弱い（hypesthesia）．
- なでた場所が痛い．
- 風があたっても痛む（paresthesia）．
- 冷たい感じがする．
- 重い感じがする．
- うまく力が入らない，または動かせない．

などのしびれがある．

3）しびれの部位

- どの指がしびれるのか，頭や下顎の下（C_3，C_4）がしびれるのか．

- 体幹や脚(脊髄症状)のしびれがあるか．

4) 原因の聴取
- 何かにぶつかったのか，押されたのか．
- ラグビーのスクラムを組んだのか，サッカーのヘディングをやったのか．
- コンピュータを何時間も行ったのか．
- 車に追突されたのか，転んだのか．

b. 観 察
- 顔または頭がどちらに向いて，どちらに傾いているのか(環軸関節の亜脱臼)．
- 頸部の運動は可能か．頸部の動きのチェックは症状を悪化させないように注意して行う．
- 頸部の動きのチェック：屈曲，伸展，左側屈，右側屈，回旋の制限があるか，板状に固いか(stiffness)，側彎があるかをチェックする．
- 介助のもとに自動運動を静かに実施する．
- 不用意に動かすと，瞬間的に症状が悪化するので注意する．

c. 触 診

1) 筋力のチェック

a) 横隔膜と支配神経：横隔膜が働いているか，腹式呼吸ができるかをチェックする．
　腹式呼吸ができないと胸郭の動き(胸式呼吸)で補助するので，肋間筋や胸鎖乳突筋の観察が必要(下顎呼吸)である．なお，横隔膜はC_4の支配である．

b) 上肢の関節運動に作用する筋と神経レベルの関係：上肢の関節運動に作用する筋と神経レベルの関係を，以下に示す．

C_5：肩関節外転(三角筋)(図6-4)，肘関節屈曲(上腕二頭筋)(図6-5)．
C_6：手関節背屈(橈側手根伸筋)，肩関節内転(大胸筋)(図6-6)．
C_7：手関節掌屈(橈側手根屈筋)，肘関節伸展(上腕三頭筋)(図6-7)．
C_8：指屈曲(指の屈筋群)(図6-8)．
T_1：指の内転・外転(手内筋)(図6-9)．

治療経過中，症状が悪化することも多いので，初診時にできるだけ記録しておく必要がある．

2) 腱反射(深部反射)のチェック

中枢神経(上位運動ニューロン)の障害では，腱反射は損傷の初期には消失し，後に亢進する．
上肢および下肢の腱反射と神経根のレベルとの関係は，以下のようである．

a) 上肢の腱反射

C_5：上腕二頭筋反射(図6-10)．
C_6：腕橈骨筋反射(図6-11)．
C_7：上腕三頭筋反射(図6-12)．

b) 下肢の腱反射

L_4：膝蓋腱反射 patellar tendon reflex (PTR)(図6-13)．
S_1：アキレス腱反射 Achilles tendon reflex (ATR)(図6-14)．

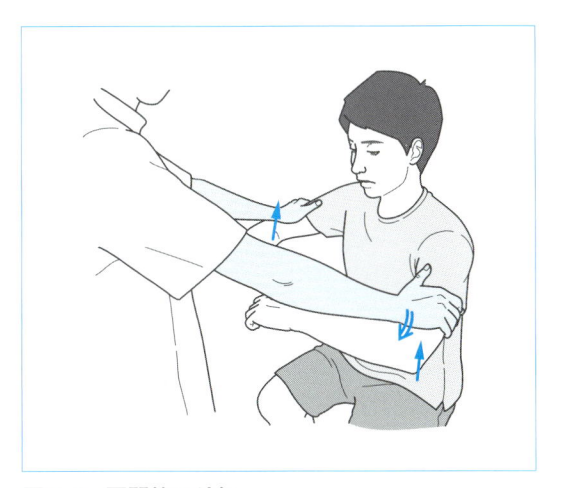

図6-4 肩関節の外転
三角筋はC_5の支配を受ける．

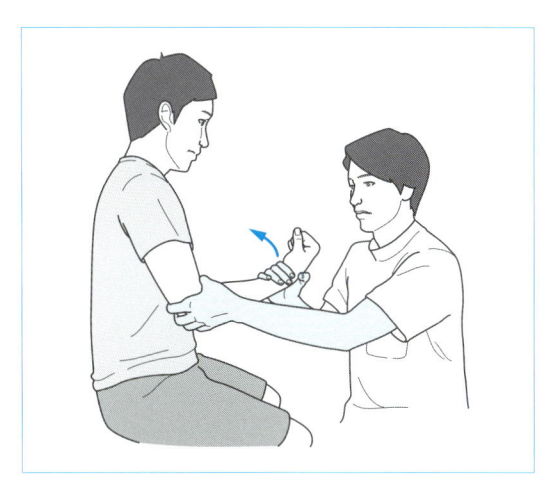

図6-5 肘関節の屈曲
上腕二頭筋はC_5の支配を受ける．

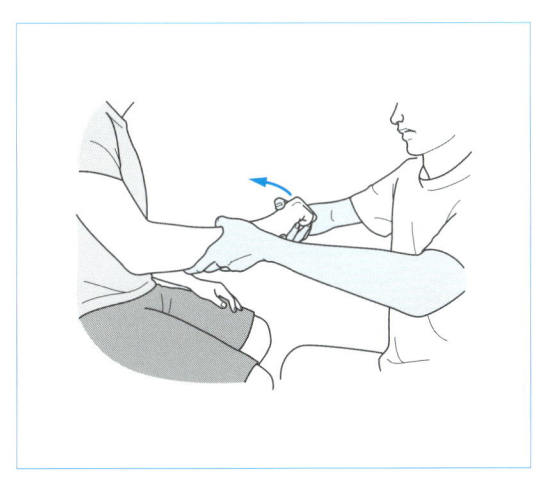

図6-6 手関節の背屈
橈側手根伸筋はC_6の支配を受ける．

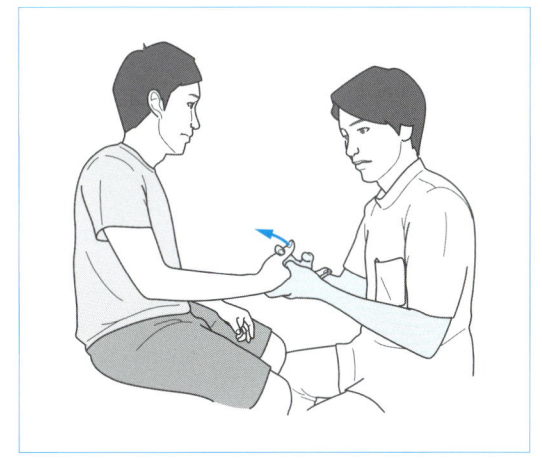

図6-7 母指の伸展
長・短母指伸筋はC_7の支配を受ける．

3) 皮膚反射（腹壁反射）のチェック（図6-15）

腹壁の皮膚を，外側から正中に向けて素早くこする．正常者では腹筋の収縮（へそが刺激された方向に動く）が観察される．この消失は錐体路障害を疑うが，正常者でも，乳児，老年者，肥満者では消失することがある．

上部腹壁（$T_{7,8}$），中部腹壁（$T_{9,10}$），下部腹壁（$T_{11,12}$）で神経支配が分かれるので，上，中，下の腹筋の緊張および反射を観察する．

4) 病的反射のチェック

病的反射の出現は（腱反射の亢進とともに），錐体路障害（上位運動ニューロン障害）を疑う．

a) **ホフマン Hoffmann 反射**（図6-16）：患者の中指の中節を検者の示指・中指ではさみ，検者の母指で中指の DIP 関節を屈曲し，急に放す．このとき，母指および他の指の屈曲がおこれ

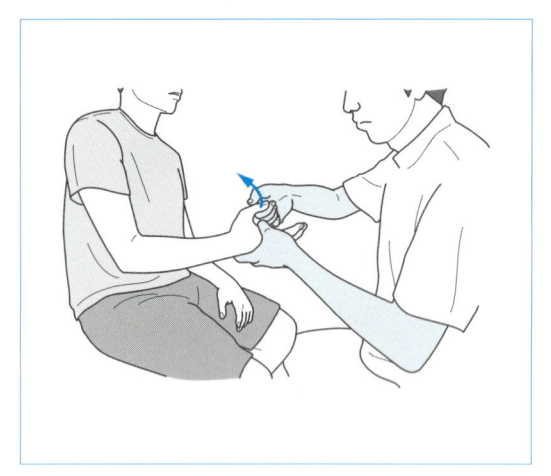

図6-8　母指 IP 関節の屈曲
長母指屈筋は C_8 の支配を受ける．

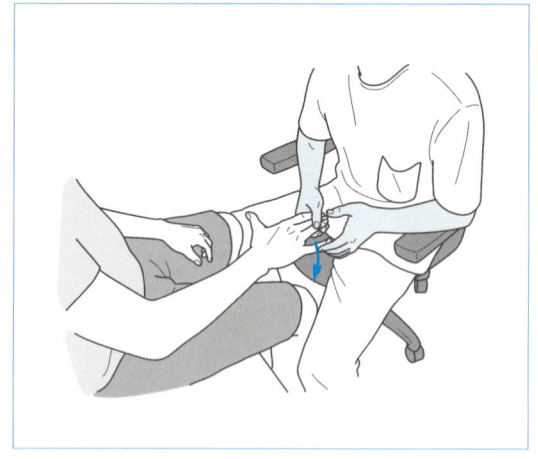

図6-9　小指の外転
背側骨間筋は T_1 の支配を受ける．

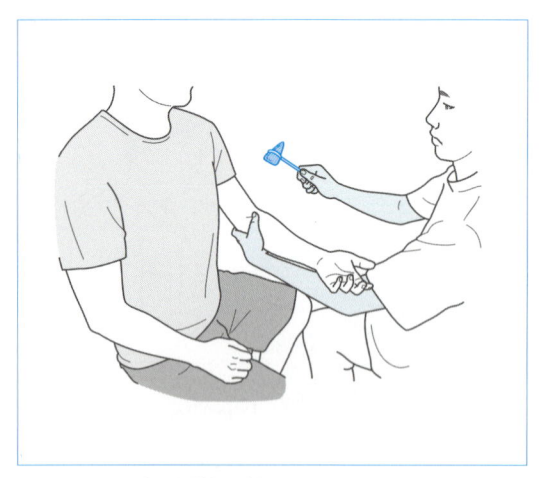

図6-10　上腕二頭筋反射
上腕二頭筋を母指で押さえ，その上をハンマーで叩くと前腕が屈曲する．

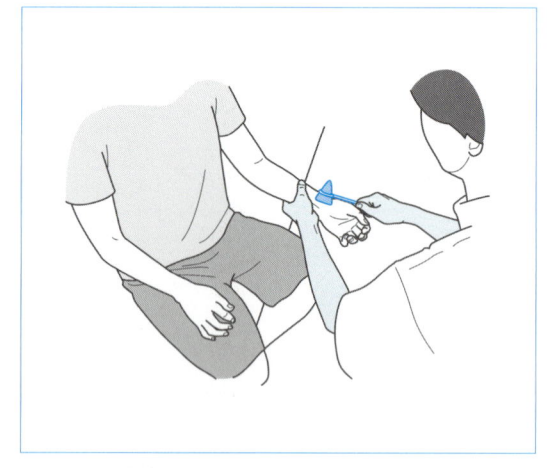

図6-11　腕橈骨筋反射
橈骨の遠位1/3部付近に母指をあて，その上をハンマーで叩くと前腕が回内する．

ば陽性とする．

　b）**バビンスキー Babinski 反射**（図6-17），**足クローヌス**（図6-18）：バビンスキー反射は，下肢の病的反射の代表的なもので，足底の外側を踵のほうから趾の方向へゆっくりこすると，母趾が緩徐に背屈すると同時に，他の四趾が扇のように開く（開扇現象）．
　また，足クローヌスは背臥位で，股関節・膝関節をわずかに屈曲し，一手で膝窩部を支え，他手で足をつかみ，足関節を衝動的に背屈したときに，1回の背屈により律動的に背屈・底屈運動を繰り返す．正常者では足は背屈したままである．バビンスキー反射と足クローヌスの存在は，痙性麻痺を証明する．

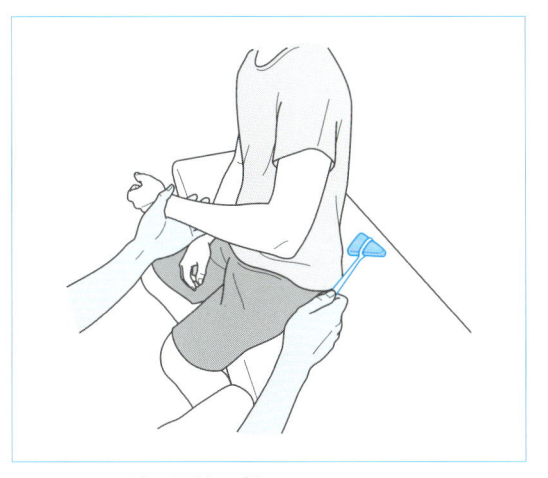

図6-12 上腕三頭筋反射
患者に上肢の力を抜かせ，肘を曲げた状態で検者が保持する．肘頭よりやや近位の上腕三頭筋腱をハンマーで叩くと，前腕が伸展する．

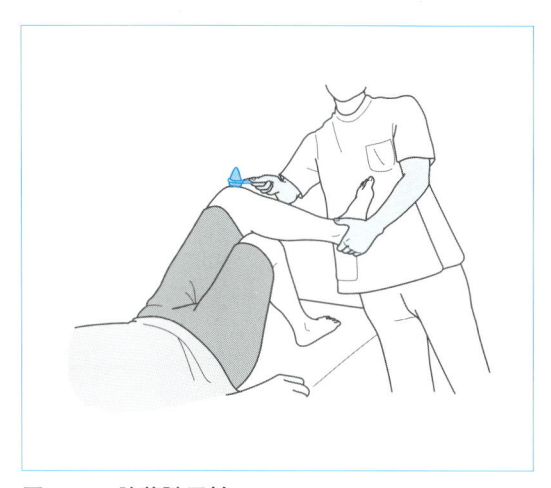

図6-13 膝蓋腱反射
下肢の力を抜かせ，ハンマーで膝蓋骨の下端よりやや下方の膝蓋腱を叩くと，膝が伸展する．座位で行ってもよい．

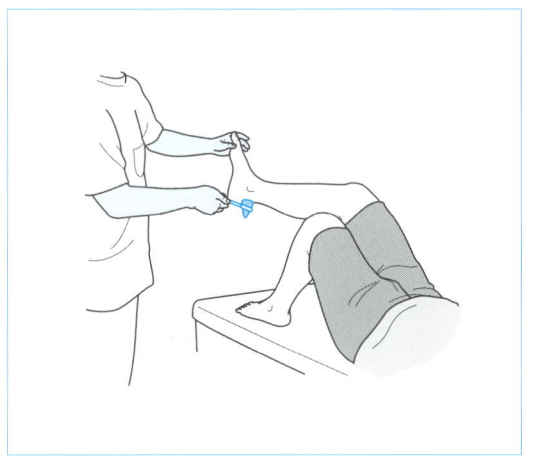

図6-14 アキレス腱反射
下肢の力を抜かせ，アキレス腱をハンマーで叩くと，足関節が背屈する．

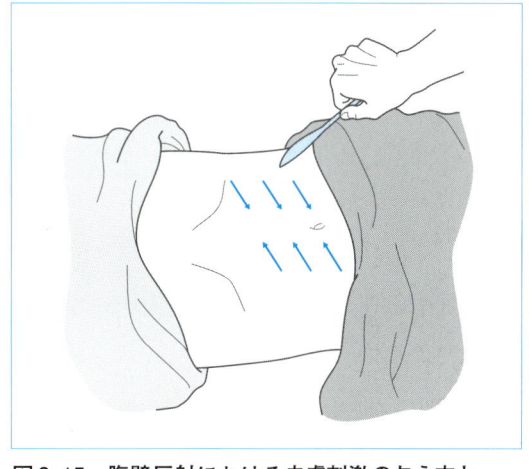

図6-15 腹壁反射における皮膚刺激の与え方と実施方法

5) 知覚障害の有無のチェック

a) 上肢のデルマトーム（図6-19）

C_5：上腕外側．

C_6：前腕外側，母指，示指．

C_7：中指．

C_8：前腕内側，小指，環指．

T_1：上腕内側．

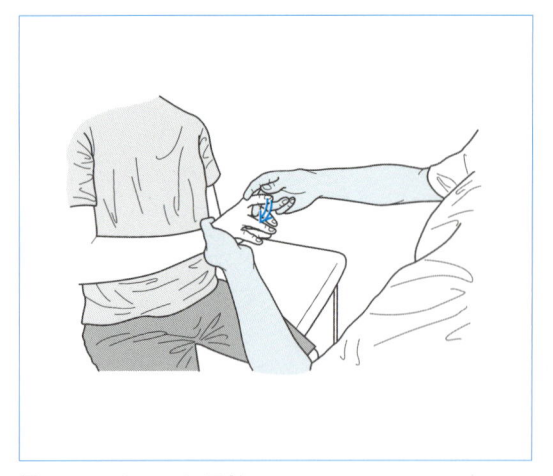

図6-16　ホフマン反射

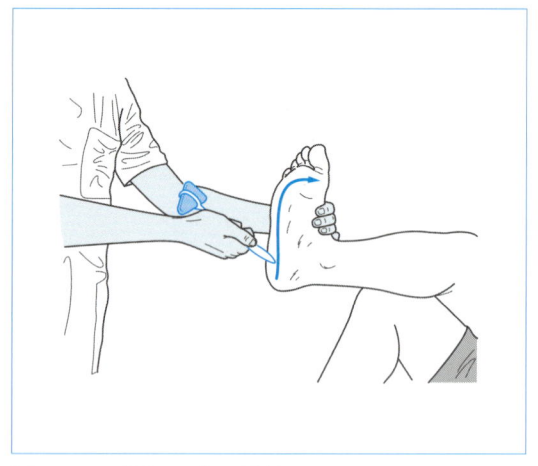

図6-17　バビンスキー反射

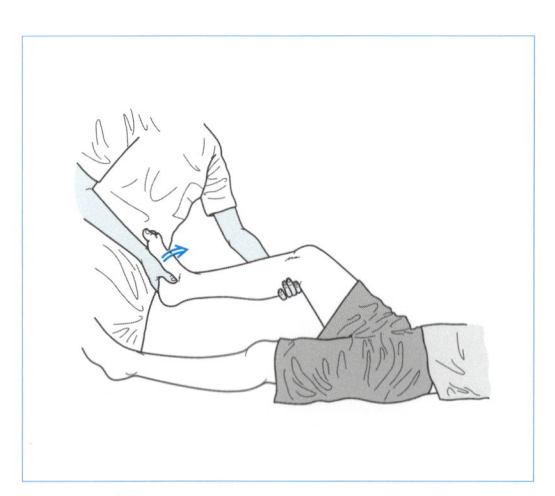

図6-18　足クローヌス

b) 下肢のデルマトーム (図6-20)

L_4：下腿内側，足の内縁，母趾内側半．

L_5：下腿外側〜前面，足背 (母趾外側半〜第4趾)．

S_1：下腿外側〜後面，足の外縁，第5趾．

c) 体幹のデルマトーム

T_4：乳頭．

$T_{6,7}$：剣状突起．

T_{10}：へそ．

L_1：鼠径部．

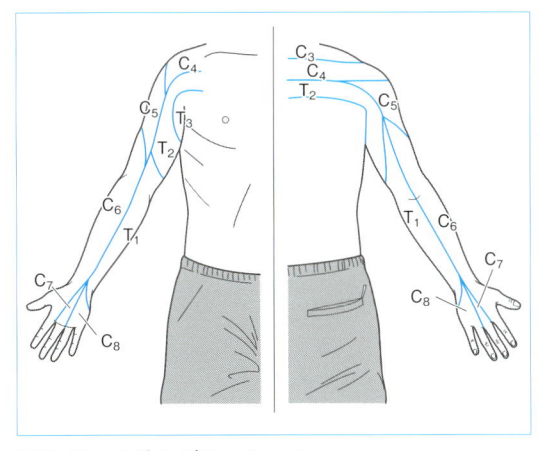

図6-19　上肢のデルマトーム

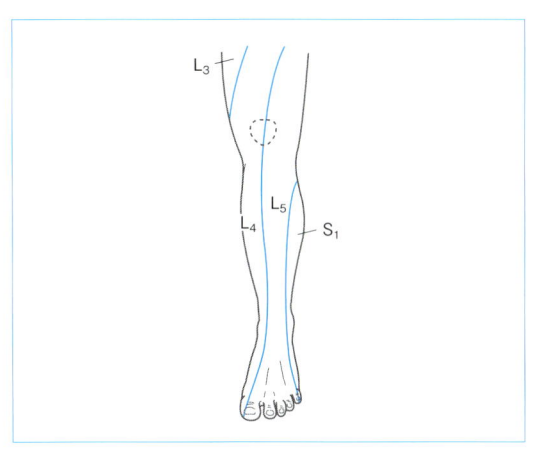

図6-20　下肢のデルマトーム

2　治療上のポイント

　専門医を受診して必要な検査（X線，CT，MRIなど）をしてもらう．

　治療は生活指導が大切で，頸神経をゆるめる訓練，肩をすくめる筋の増強，上肢の自重を緩和する肘かけの工夫，就寝時に頸部の肢位を保つための枕の工夫（仰臥位では低い枕，側臥位では高い枕）をする．

　精神的要素も強いので，しっかり患者と会話して治療や症状の推移を把握し，相互の信頼関係を高め精神的ケアをすることも大切である．

　牽引や可動域の増強は靱帯断裂などが治癒するまで（だいたい6週間）待ってから行う．それまでは固定または安静を指導する．

　脊椎の神経根圧迫などにより肩こり，頸部運動痛，運動制限，上肢のしびれ，筋力低下，知覚低下をきたしたものを脊椎性神経根症という．下肢反射の亢進などを伴うとき，すなわち脊髄症状を伴うと脊椎性脊髄症と呼ぶ．

　治療は安静が第一で，頸部カラーなども応用して頸の可動域を小さくする．神経根が引っ張られ緊張するのを避けるため，肩すくめの筋力を強くし，耳から肩先までの距離を短くする．頸の牽引やマッサージは症状を悪化させることがあるのを認識して，愛護的に行う．

　柔道整復師は「柔道整復師法」にもとづき，厚生労働大臣の免許を受けて柔道整復を業とする者である．医師以外では，柔道整復師でなければ業として柔道整復を行ってはならない．柔道整復師は，医師の同意を得て脱臼または骨折の患部に施術をする．ただし，応急手当をする場合はこの限りではない．

　なお，整体，カイロプラクティック施術がみられるが，首を回旋，伸展させるスラスト法は大変危険であるので注意が必要である．過誤により刑事事件となった事例もある．

7 胸背部の外傷に対するリスクマネージメント

A. 胸部の外傷

1 診断のポイント

a. 問 診

外傷外力の大きさ（交通事故や高所よりの転落など）による場合は，常に呼吸不全などの合併症に注意を要する．

1) 疼 痛

呼吸時痛があれば，肋骨骨折と気胸とを見分けるため，息苦しさの有無を確認する必要がある．自然気胸は若年者で長身，やせ型の男子に多い（図7-1）．また，過去にも経験していることが多い．ショックまではいかないが顔が青白くなる．施術中でもおこるので，これを見落とさないことが大事である．外傷がなくても，気胸はおこる（自然気胸）．

　a）**自然気胸の特徴**

　　突然におこる ①胸痛：刺すような激しい胸痛．
　　　　　　　　②呼吸困難．
　　　　　　　　③乾性の咳：痰を伴わない咳．

　b）**肋骨骨折の特徴**：肋骨は12対であるが，第5～10肋骨は前胸部の肋軟骨部で癒合している（図7-2）．肋骨骨折は介達痛が特徴で，咳，深呼吸，身体を捻る動作で疼痛の誘発・増悪をみる．

　触診にて骨の圧痛，胸郭を圧迫して生じる介達痛の有無を確認する．

　c）**注 意**：肋骨骨折は，多くは明確な外傷の既往がある．しかし，基礎疾患として骨粗鬆症がある場合は，わずかな外力（咳，くしゃみなど）で肋骨骨折をおこすケースもあるので注意する（図7-3）．また，比較的高齢者のゴルフスイングによる肋骨骨折もみられる（右打ちの人では，多くは左側の第4～7肋骨の肋骨角と肋骨結節との間にみられる）（図7-4）．

　投球時の背部痛は大菱形筋，大円筋，三角筋，上腕三頭筋長頭の肉離れのこともあるので発生機序，症状の観察を注意深く行う．

　強い胸痛は心筋梗塞（図7-5）や肺炎などが原因のこともあり，これらのケースの多くは全身の重篤な症状を伴う．

　d）**心筋梗塞の全身症状**：胸部絞扼感・圧迫感（死に直面したような感をいだく），ショック症状（顔面蒼白，冷汗，血圧低下），悪心・嘔吐など．

　e）**肺炎の全身症状**：悪寒・戦慄，発熱，咳，喀痰，呼吸困難，チアノーゼ（皮膚や粘膜が緑

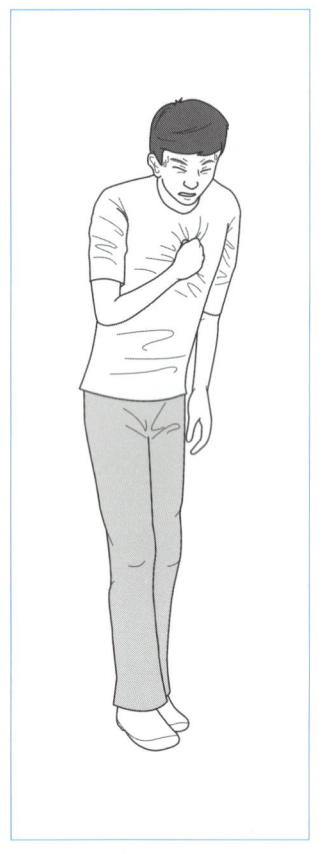

第7章　胸背部の外傷に対するリスクマネージメント

図7-1　自然気胸

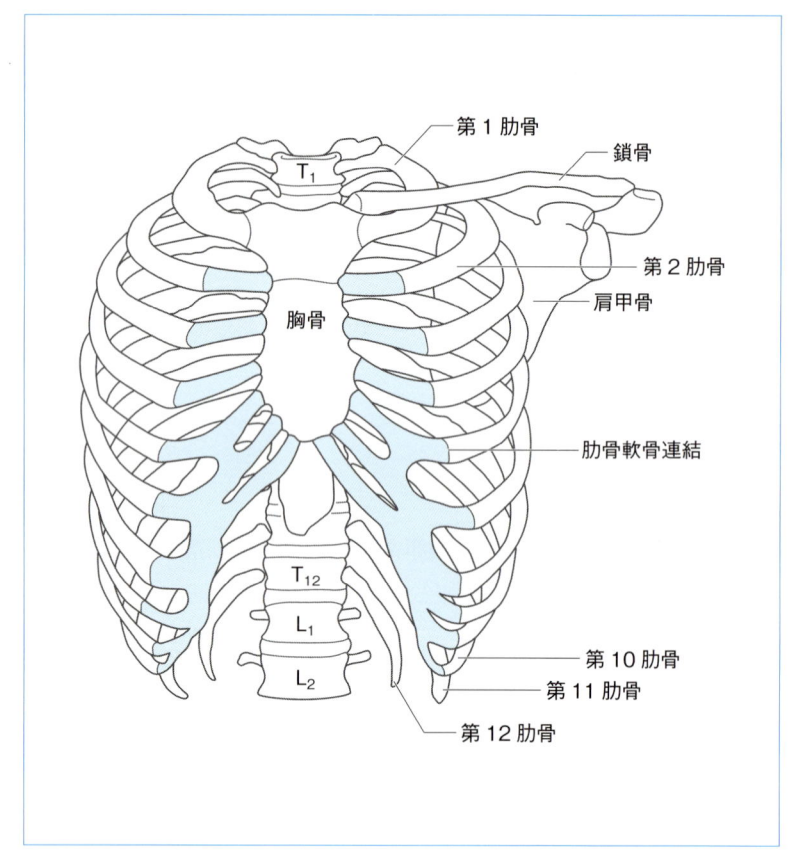

図7-2　胸郭（前面）
第11，12肋骨は自由端として終わる．

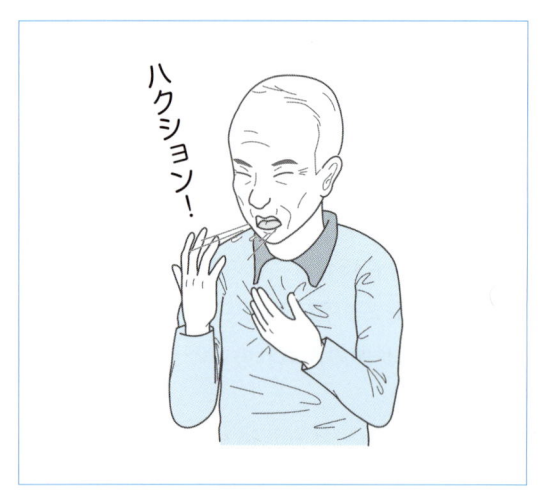

図7-3　くしゃみによる肋骨骨折

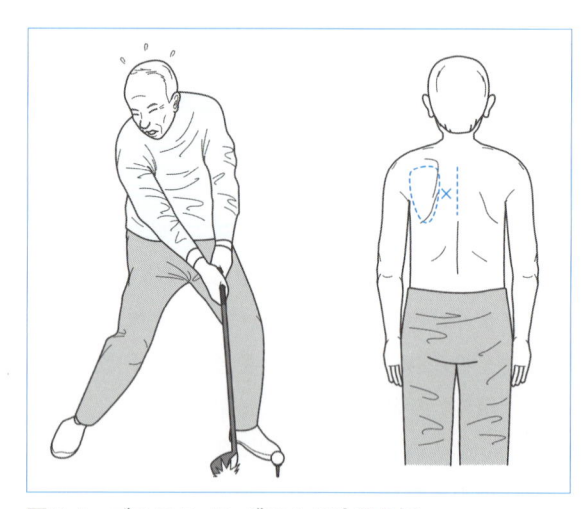

図7-4　ゴルフスイングによる肋骨骨折
ゴルフ骨折の圧痛部位は，肩甲骨の内側側縁と棘突起との中間付近にみられる．

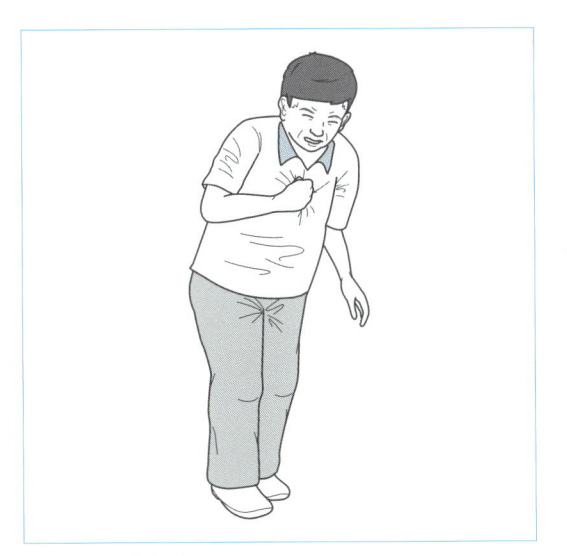

図7-5 心筋梗塞
冠状動脈の閉塞によっておこる心筋壊死である．いかに速やかに病院に搬送できるかが，予後を決定する．

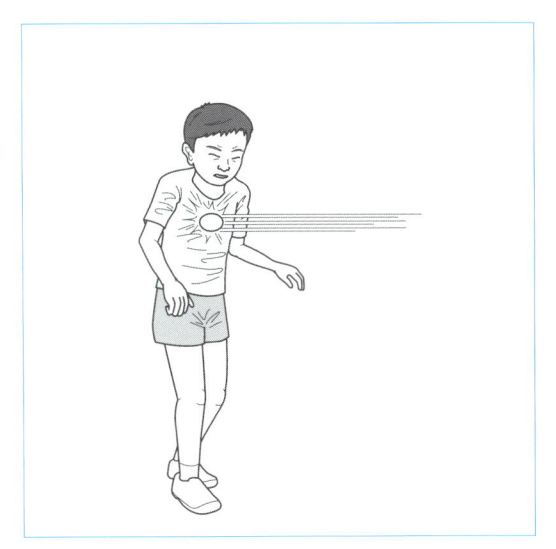

図7-6 心臓震盪
スポーツ以外でも，遊んでいて肘や膝が胸部にあたり，発症することもある．

がかった青，暗紫色（シアン）になる）など．

2）原　因

直達外力で加えられた力が大きく，肺実質や胸膜損傷の可能性がある場合は，救急隊に連絡し病院へ搬送する．

【心臓震盪】

小児の前胸部に野球のボールやソフトボール，あるいは肘や膝があたった場合，心臓震盪をおこし，心停止をきたすことがある（図7-6）．これは，胸郭を構成する骨がまだ柔軟な子供の前胸部に衝撃が加わった場合に，その衝撃が心臓に伝わり，心室細動をきたすために心停止をおこすものと考えられており，子供の突然死の原因ともなっている．心室細動を原因とする心停止であるので，AEDによる除細動が必要となる．

b. 観　察

1）圧　痛

第2肋骨を指標にして，何番目の肋骨に圧痛があるのかを触診する．

鎖骨と第1肋骨は重なっているので，胸部において体表より鎖骨の下で最初に触れるのは第2肋骨である．第2肋骨は胸骨角（胸骨柄と胸骨体との結合部で前面に突出した部）の両側にある（図7-7）．

また，呼吸に際しての胸郭の動きを注意深く観察する．正常者の呼吸では息を吸うと胸郭が膨らむ（肺が拡張）が，逆に息を吸ったときに胸郭がくぼむ（肺が収縮）という奇妙な呼吸がおこることがある．これは奇異呼吸と呼ばれ，この状態は肋骨の二重多発骨折の場合（とくに肋骨が3本以上骨折し，さらにその1本1本が2ヵ所以上で骨折した場合）にみられる．

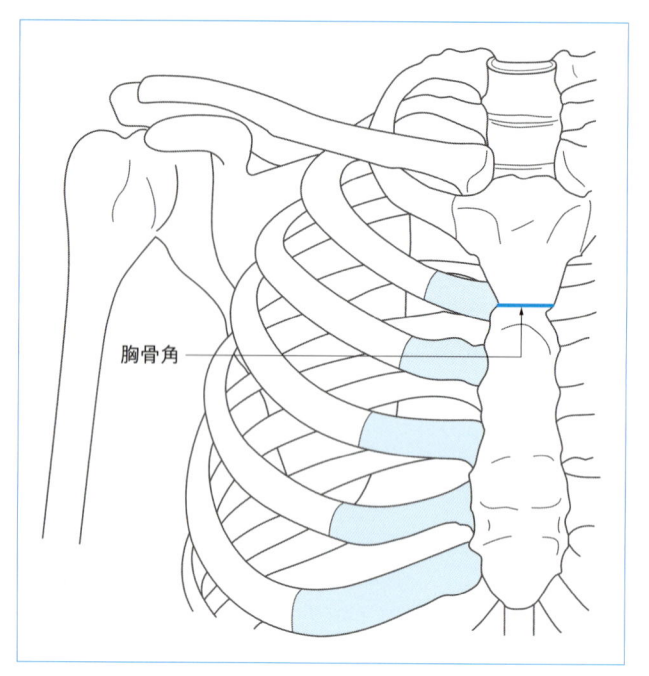

図7-7　肋骨の触診
体表からは第1肋骨は触れにくい．胸骨のもっとも突出した部位が胸骨角であり，その両側に第2肋骨が位置する．

2）体動時痛

　体幹の捻りにより肋骨の疲労骨折をおこすことがある．これは骨のたわみにより生じるもので（介達外力），例えばゴルフスイングが原因でおこる疲労骨折はゴルフ骨折とも呼ばれ，身体の捻りによるたわみが繰り返されることが原因である．

　引き上げる動作（プル）による骨折はウェイトリフティングなどの際に，第1肋骨骨折としてみられ，圧痛は僧帽筋の前，鎖骨の後ろの胸郭出口部にある．ときに腕神経叢の下神経幹の麻痺で小指のしびれを伴う（図7-8）．

　シャベルを引き上げる動作により生じるのはシャベルマン骨折と呼ばれ，第7頸椎棘突起または第1胸椎棘突起の裂離骨折である（図7-9）．

3）呼吸の変化

　a）いびきを伴う場合：脳出血，くも膜下出血，睡眠薬中毒などでみられる．その他，睡眠時無呼吸症候群もある．

　b）呼吸数が少ない場合：脳圧亢進時，睡眠薬多量服用時などでみられる．

　c）クスマウル大呼吸：呼吸が異常に深く大きく，かつ頻数で，しかも規則的な場合をいう．糖尿病（糖尿病性ケトアシドーシス）や尿毒症（尿毒症性アシドーシス）でみられる．

　d）チェーン・ストークス呼吸：呼吸数と呼吸振幅の漸増，呼吸数と呼吸振幅が漸減，一時呼吸停止（10～40秒間）を繰り返す呼吸をいう．

　脳卒中，脳腫瘍，脳外傷，心不全，睡眠薬・麻薬服用時などにみられる．

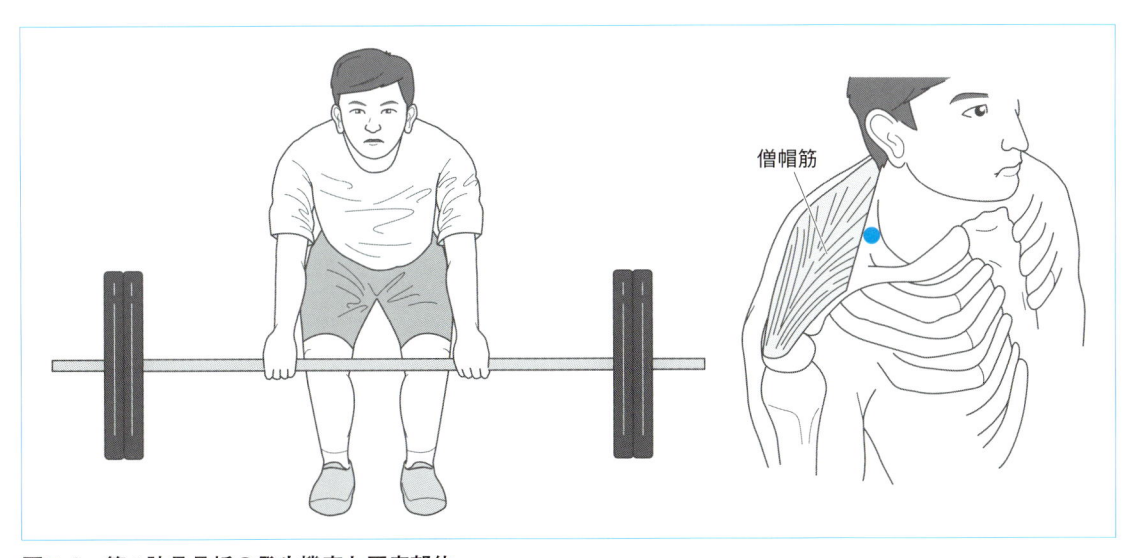

図7-8 第1肋骨骨折の発生機序と圧痛部位
僧帽筋の前，鎖骨の後ろに指を押し入れるようにすると，圧痛がみられる．

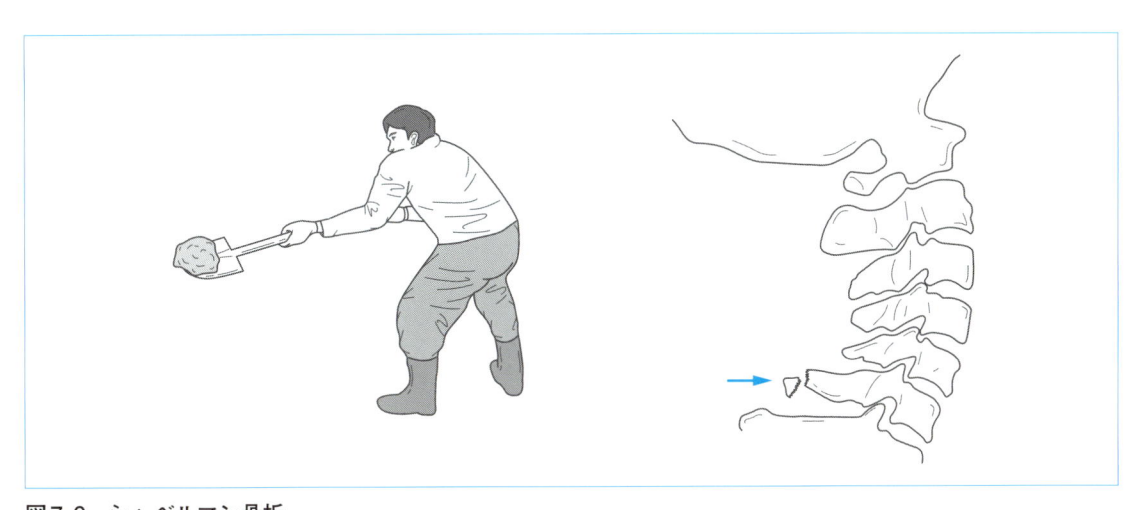

図7-9 シャベルマン骨折
筋の牽引力により第7頸椎突起，もしくは第1胸椎突起の疲労骨折を生じる．

e) **過換気症候群（ハイパーベンチレーションシンドローム）**：呼吸の深さも数も増している場合をいう．

若い女性に多くみられ，心配や不安などの心的ストレス，疲労や興奮が誘因となる．

【発作時の対応】

①不安感を取り除いてあげる．

②口に紙袋をあて，反復呼吸させる（図7-10）．これにより，CO_2の多い空気が吸入され，動脈血のCO_2分圧を回復させる．

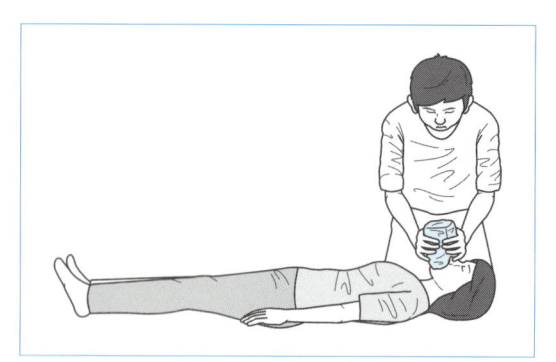

図7-10 過換気症候群

B. 背部の外傷

1 診断のポイント

a. 問　診

外傷性でない背部痛の大部分は，軽症である．しかし重篤な場合があるので，問診により除外する．

　1) 重篤な疾患による胸背部痛
　a) 解離性動脈瘤：突然の激痛（胸部痛，背部痛）をおこし，ときにショック症状（大動脈の破裂による出血性ショック）を生じ，死に至る．緊急の外科的療法（解離部分の接着・人工血管移植など）が必要である．
　b) 心筋梗塞：激烈な胸痛が30分間以上続く．脈が弱いか触れない．可及的速やかに冠疾患集中治療室（部）coronary care unit（CCU）への搬送が望まれる．
　c) 狭心症：狭心症での胸痛・胸部絞扼感などの発作は数分間（3〜5分間）であり，ニトログリセリン（舌下錠）により発作の症状は軽快する．通常，患者自身がニトログリセリンを常備・携帯していることが多い．
　d) 膵臓癌：膵臓は沈黙の臓器であり，症状として腹痛を伴わないこともある．体重の減少に注意する．膵頭部癌が多い．
　【膵臓癌の三主徴】
　・疼痛（上腹部痛，背部痛）：鈍痛から激痛まで多様．深く前屈した座位をとると多少軽快する．
　・体重減少
　・黄疸：総胆管の圧迫・浸潤による総胆管の閉塞による．
　膵臓癌の三主徴はあるか無症状で，ペット（PET）でのみ発見されることもある．
　e) 癌（胃・肺・乳）の転移による背部痛
　・肋骨・脊椎の癌の転移．
　f) その他の背部痛をきたす疾患
　・腎結石（血尿を伴う）．

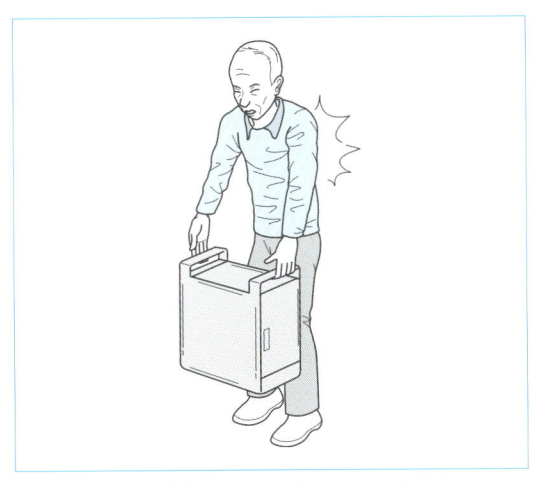

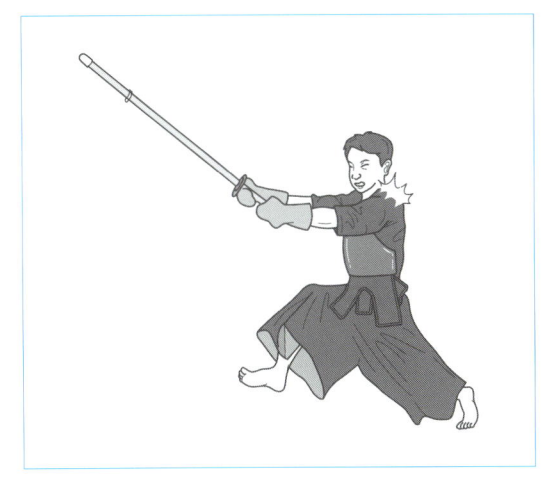

図7-11　骨粗鬆症における椎体圧迫骨折

図7-12　僧帽筋の肉離れ

- 胆石（疝痛＝差し込む痛み）．
- 胸腰椎の椎間板炎（発熱を伴う）．
- ヘルペス（ビリビリとした帯状の激痛で神経支配領域の水疱を伴う）．
- 肺炎（息苦しい，咳，発熱，呼吸時痛）．
- 高齢者の骨粗鬆症を基盤とする椎体圧迫骨折（転倒しなくても重いものをもっただけで脊椎圧迫骨折を生じる．プツプツと少しずつ椎体がつぶれるので何回か同じ部位の痛みを繰り返す．）（図7-11）．

肩こりをおこしている筋の大部分は，僧帽筋である．また，剣道の打ち込みなどで，この部の肉離れが生じることがある（図7-12）．

b. 観　察

- 動けるか，姿勢はどうか．
- 背中を曲げたとき脊柱がたわむか．たわまない（板状硬）ときは，椎体の圧迫骨折や椎間板炎を疑う．背部より脊柱を軽くノックして，痛みがあるか．

2　治療上のポイント

安静を指示する．身体を動かすときは捻りを入れないように，一枚の板のように背中を動かす．

運動器系の疾患で，症状の経過の観察のうえ疼痛が軽減してきたら，徐々に背筋の強化（上体そらし）などを指導する．

8 腰部の外傷に対するリスクマネージメント

1 診断のポイント

a. 問 診

　　腰痛やギックリ腰の原因は多くあるが，腰椎椎間板ヘルニアが一番頻度が高い．腰椎椎間板ヘルニアでは，患者とのしっかりとした問診が大切である．
①痛みを生じた思いあたる原因を聞く．
　・中腰になって重いものをもったかどうか．
　・長時間腰かけて仕事をしたかどうか．
　・ゴルフで腰を捻ったかどうか．
　・咳をしたら痛くなったかどうか．
　・最近体重が増えたかどうか．何kgくらい増えたか．
　　※ 肥満は腰痛の原因となる．
　・庭の手入れをしたかどうか．
　・過労気味であったかどうか．
②発症形式を聞く．
　・突然腰痛が生じたのか．
　・次第に痛くなったのか．
　・初めてなのか，慢性的なのか．
③痛みの強さを聞く．
　・眠れないほど痛むのか．
　・寝返りがうてないのか．
　・立てないのか．
　・腰かけていられないのか．
④下肢のしびれがあるかどうか，あるときはしびれの部位はどこか聞く．
　　しびれの部位から，ヘルニアにより障害されている神経根が予測できる（図8-1）．ヘルニアとまではいかなくても，椎間板が神経根をこすったり圧迫したりして痛みを生じることもある．
　　椎間板ヘルニアは，後方へ突出した椎間板によって神経根が圧迫されたために生じる下肢の神経麻痺，すなわち筋力低下や知覚低下，腱反射の消失を伴う．だが神経麻痺を伴わないで腰痛，側彎，腰の運動痛だけを訴えることもある．これらをとりあえず腰痛症と呼んでいることが多い．また逆に，腰痛がないのに下肢の神経麻痺だけの症状のこともある．

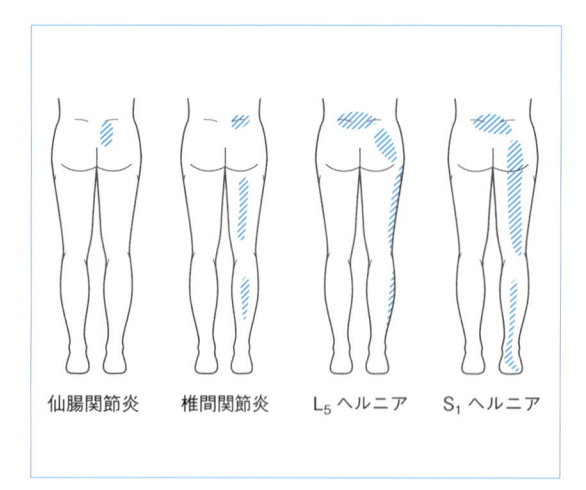

図8-1 下肢のしびれの部位と疾患
疾患により，しびれの出現部位に違いがみられる．

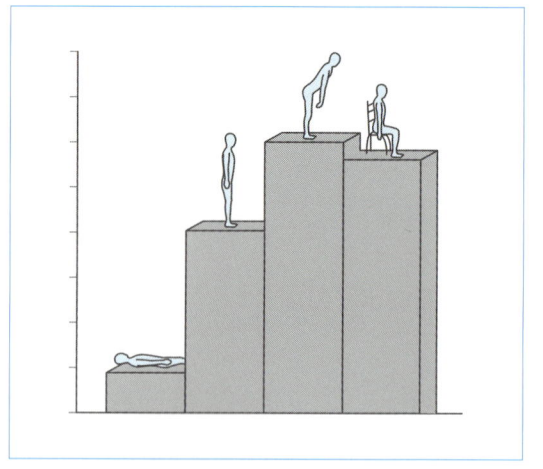

図8-2 姿勢と椎間板圧
NachemsonはL$_{3-4}$間の椎間板圧をさまざまな肢位で測定した．臥位より立位，立位より座位のほうが椎間板圧は高く，前屈位でさらに高くなる．
〔David A Wong, Ensor Transfeldt：Macnab's Backache 4th Ed, p72, Lippincott Williams & Wilkins〕

⑤咳やくしゃみで下肢に響くような症状があるかどうか聞く．

この症状は，咳やくしゃみにより腹圧が上昇して椎間板が後方に突出し，これが神経にあたるために生ずる．

⑥立っているときと椅子に腰かけているときでは，どちらの痛みが強いか聞く．

椎間板にかかる力は，椅子に腰かけているほうが立っているより強い．これは，立っていると力が膝や股関節に逃げるので，圧が弱くなる（図8-2）ことによる．

b. 観 察
　1）整形外科疾患
　　a）腰椎椎間板ヘルニア
　　　腰椎椎間板ヘルニアの診断は，神経根の麻痺症状や刺激症状を観察することによりなされる．
①下肢伸展挙上試験 straight leg raising test（SLR）を行い，角度を測定する（図8-3）．
②腱反射の低下を調べる．
　膝蓋腱反射（L$_4$）（図8-4）と，アキレス腱反射（S$_1$）を調べる（図8-5）．
③知覚低下の部位で，椎間板ヘルニアの部位がわかる（図8-6）．
④筋力低下を徒手筋力テストで調べる．
　大腿四頭筋（L$_4$）（図8-7），大殿筋（L$_5$，S$_1$）（図8-8），長母趾伸筋（L$_5$）（図8-9），長趾伸筋（S$_1$）について調べる（図8-10）．
　※後脛骨筋は脛骨神経支配であり，この筋力が正常ならヘルニアではなく腓骨神経麻痺のことがあるので，鑑別の必要がある．

　　b）その他の腰痛の原因となる整形外科疾患
・骨粗鬆症による圧迫骨折（図8-11）：ノック痛 knock pain をみる（図8-12）．

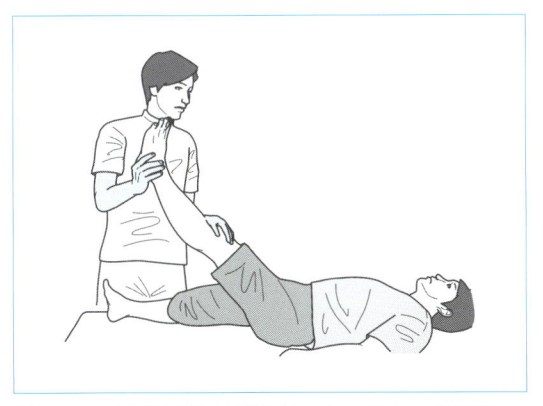

図8-3　下肢伸展挙上試験(SLR)＝ラセーグ徴候
ヘルニアにより神経根が障害されると下肢の挙上が制限される.

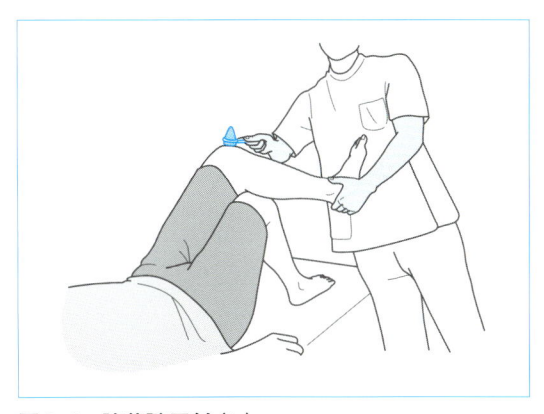

図8-4　膝蓋腱反射(L$_4$)

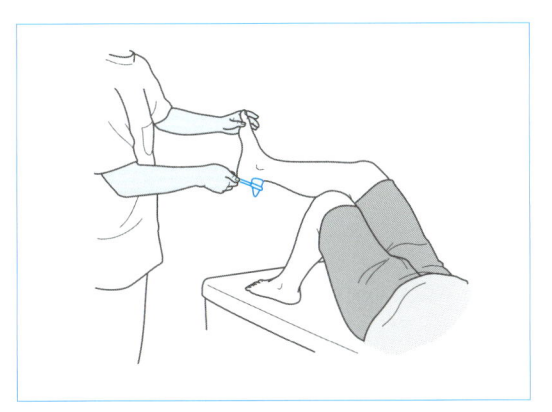

図8-5　アキレス腱反射(S$_1$)

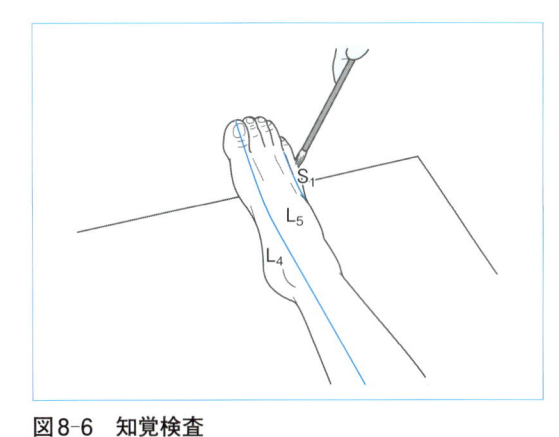

図8-6　知覚検査
やわらかい筆を用いて知覚検査を行う.例えば,母趾内側と小指を筆で触り,小指のほうが触れられている感覚が薄ければS$_1$神経の障害が考えられる.

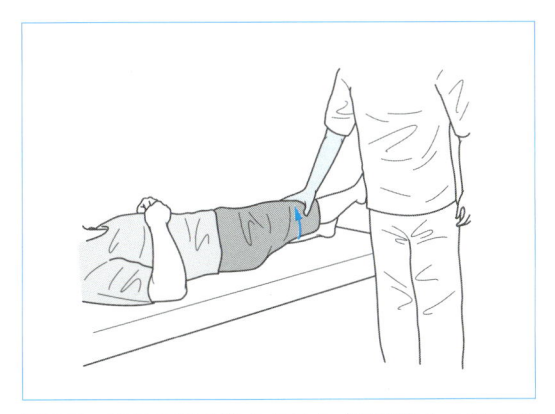

図8-7　SLRの徒手筋力テスト(腸腰筋と大腿四頭筋の合力)
膝を伸ばしたまま,股関節を屈曲するように指示し,それに抵抗をかける.

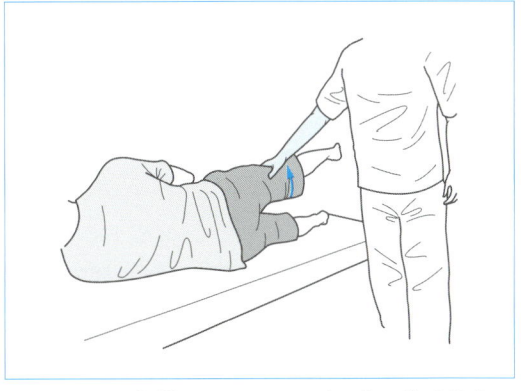

図8-8　腸脛靱帯 iliotibial tract (ITT)の徒手筋力テスト(大殿筋,大腿筋膜張筋と中殿筋の合力)
側臥位にして膝を伸ばしたまま,股関節を外転するように指示し,それに抵抗をかける.

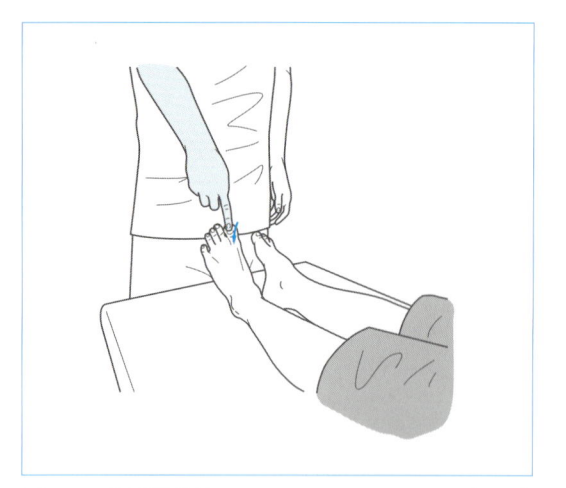

図8-9 長母趾伸筋 extensor hallucis longus (EHL) の徒手筋力テスト（長母趾伸筋）(L5)
EHLをみるときは検者の指がIP関節にかからないようにする．

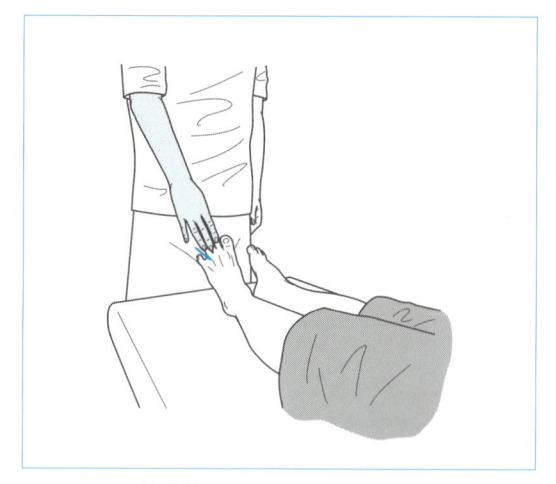

図8-10 長趾伸筋 extensor digitorum longus (EDL) の徒手筋力テスト（長趾伸筋）(S1)
趾を伸展するように指示し，抵抗をかける．EDLはIP関節に指がかかってもよい．

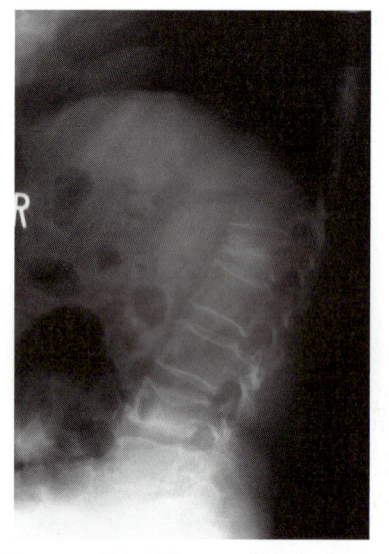

図8-11 骨粗鬆症による椎体圧迫骨折
多数の椎体に楔状変形がみられる．

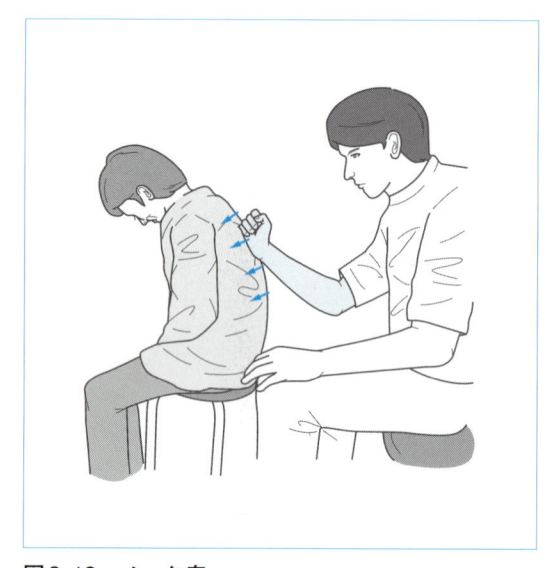

図8-12 ノック痛
背部を軽く叩打する．椎体の圧迫骨折では疼痛が誘発される．

- 変形性脊椎症：腰痛があり腰の動きが制限されたり側弯がある．X線像での診断が必要となる（図8-13）．
- 腰椎分離症：腰の伸展時痛がある（図8-14）．
- 腰椎分離すべり症：棘突起列の階段状変形がみられる（図8-15）．
- 腰部脊柱管狭窄症：間欠性跛行がみられる．その際，立ったままでは症状は改善されず，前屈位（前かがみ姿勢）で休むと症状が軽快する（図8-16）．

a. 正面像　　　　　　　　　　　　　b. 側面像

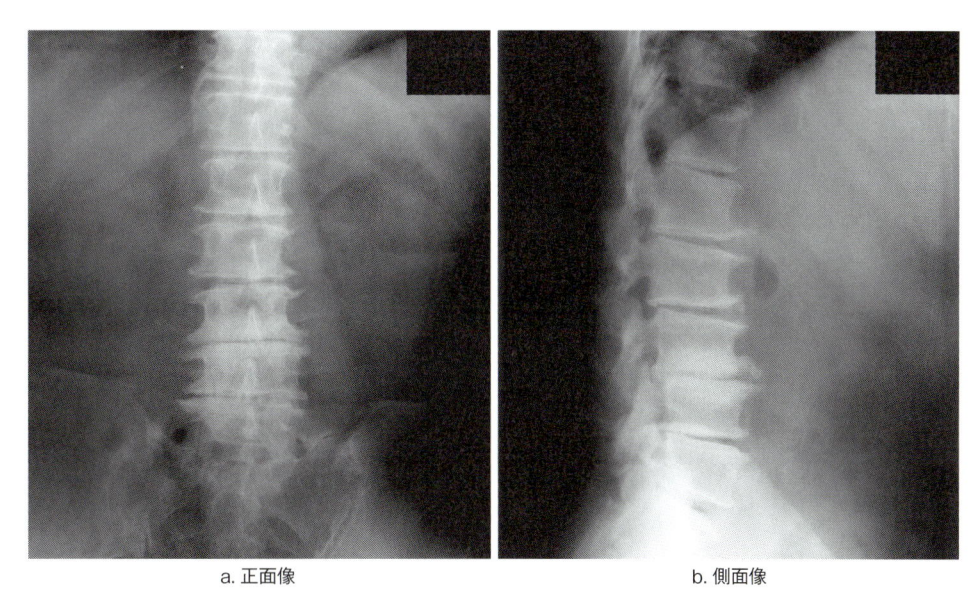

図8-13　変形性脊椎症
骨棘が形成され，椎間板の高さが減少している．

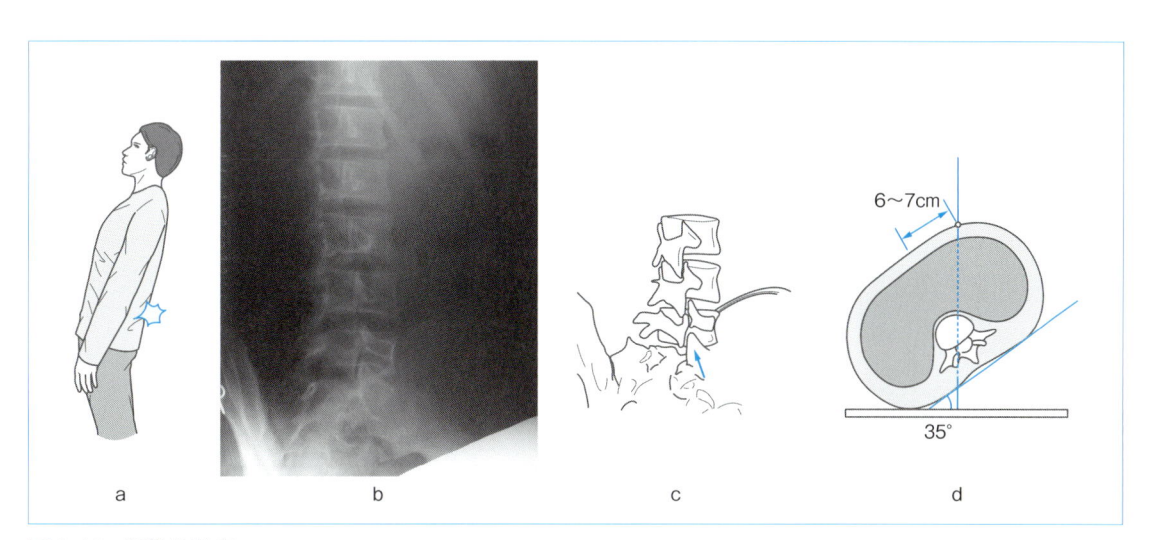

a　　　　　　b　　　　　　c　　　　　　d

図8-14　腰椎分離症
a. 後屈時の痛みが特徴的である．b. X線像（斜位）．c. 第5腰椎に犬の首輪のような分離部が確認できる．d. 斜位像の撮影肢位．

- 化膿性椎間板炎：激しい痛み，発熱を伴う．
- 円背や側彎による肋骨腸骨衝突痛（図8-17）．
- 横突起（肋骨突起）骨折：腰部への打撲などの外力の有無を聞く（図8-18）．
- 悪性腫瘍の脊椎転移：乳癌，前立腺癌，腎癌，肺癌で脊椎転移が好発する．以下の原発癌の症状とともに，疼痛や脊髄圧迫症状がみられる（図8-19）．

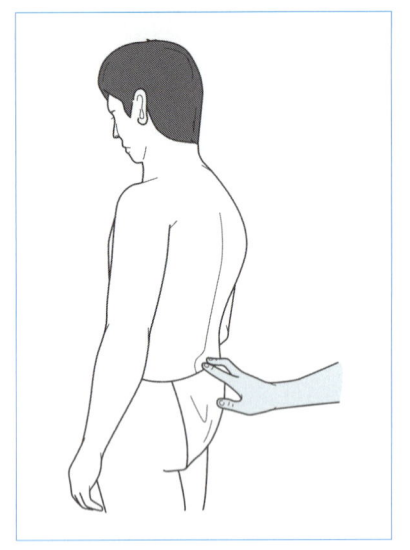

図 8-15　腰椎分離すべり症（触診図）
立位で，指で腰椎から仙椎へ棘突起をたどっていく．腰仙移行部で階段状に触れれば脊椎すべり症の徴候である．

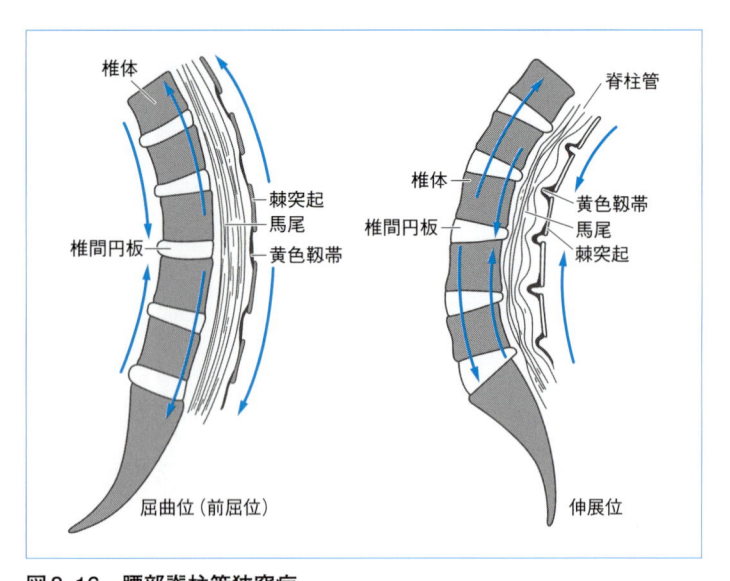

図 8-16　腰部脊柱管狭窄症
前かがみになると，脊柱管が広がるので楽になる．乳母車や歩行器などを押しながら前かがみで歩くと痛みが出にくい．

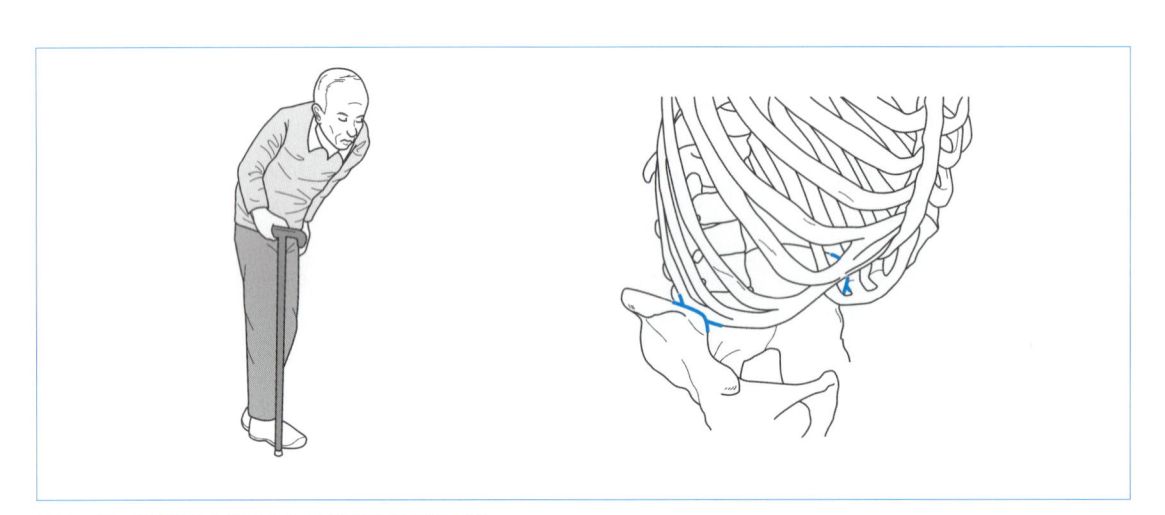

図 8-17　円背や側彎による肋骨腸骨衝突痛

　　　乳癌：乳房のしこり，乳房の皮膚のつれとくぼみ，乳房の痛みなど．
　　　前立腺癌：排尿困難，頻尿，残尿感，夜間多尿，尿意切迫，下腹部不快感など．
　　　腎癌：腎腫瘤，側腹痛，血尿など．
　　　肺癌：咳，喀痰，胸痛，呼吸困難など．
　　【注　意】
　　　整形外科領域の疾患以外にも腰痛の原因となる疾患があることを念頭において，診断にあたる．これらの疾患に気づかず，一般的な腰痛治療を継続して行うことは，患者の適時適切な医療

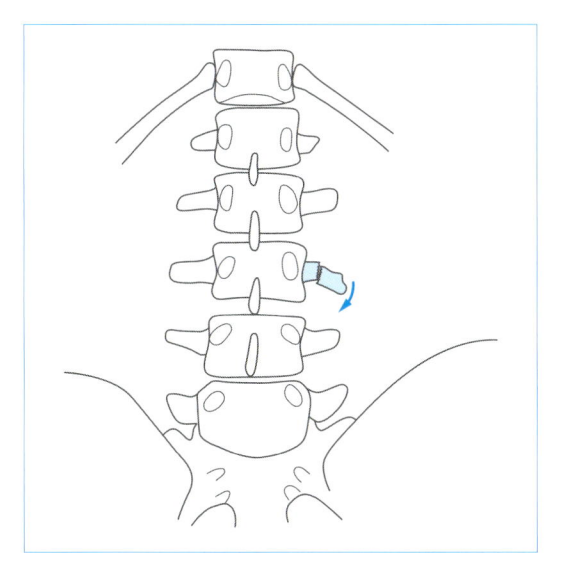

図8-18 横突起（肋骨突起）骨折
第1腰椎の横突起は短く，第5腰椎は腸骨で囲まれているため，第2，3，4腰椎で発生しやすい．

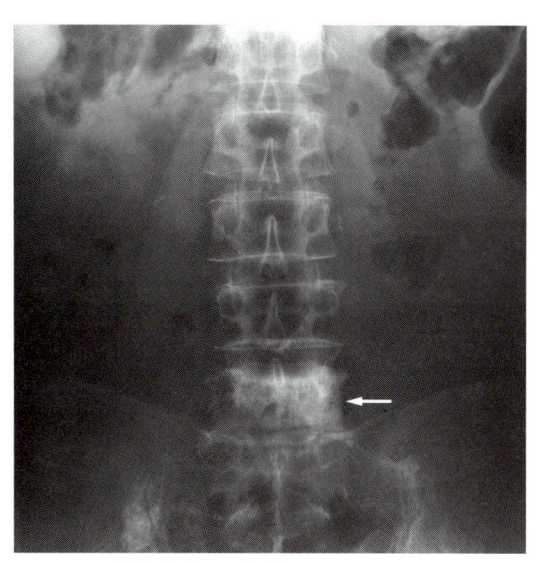

図8-19 前立腺癌の骨転移
第5腰椎に骨硬化像をみる．

を受ける機会を失わしめ，生命にかかわる事態を生じかねない．

腰痛をきたす疾患のうち，まず，整形外科領域のものか，内科・婦人科領域のものかを鑑別する．その際，運動痛の有無が大きな手がかりとなる．

・運動痛あり ⇒ 整形外科領域の疾患を疑う．
・運動に関係のない疼痛 ⇒ 内科・婦人科領域の疾患を疑う．

2) 腰痛をきたす代表的な内科・婦人科疾患

問診により，随伴症状を聞き出すことが重要である．

a) 腎・尿路疾患

・腎盂腎炎：感染症状（悪寒戦慄，発熱），胃腸症状（悪心，嘔吐），膀胱炎様症状（尿意頻数，排尿痛）を伴う．
・腎結石，尿管結石：腰全体のしびれるような痛み．血尿，腹痛を伴う．

b) 胃腸疾患

・胃・十二指腸潰瘍，胃炎，胃癌：腹痛を伴う．

c) 膵臓疾患

・急性膵炎，慢性膵炎，膵癌：上腹部痛，下痢，体重減少を伴う．

d) 肝臓・胆道疾患

・肝炎，肝癌，胆石症，胆道炎：右季肋部痛，右肩痛，右腰痛を伴う．

e) 子宮・卵巣疾患

・子宮癌：進行例で腰痛がみられる．初期に不正出血がみられる．
・子宮筋腫：月経異常，不正出血，貧血，排尿障害，便秘を伴う．

・卵巣嚢腫：下腹部の腫れ，下腹部痛を伴う．

2 治療上のポイント

・牽引，手技療法などで痛みが強くなることがあるので，注意を要する．
・治療よりも，日常生活での動作や姿勢などの生活指導※が大事である．
・原因が多種あることを認識し，確定診断にいたるまで慎重に対処する．

> ※ 日常生活の指導
> 1. 体重のチェック（減量の指導）
> 2. 膝を曲げると神経がゆるむ（腰を曲げるときの生活指導や就寝時の姿勢の指導をする）
> 3. 坐位と起立位との椎間板内圧の差を考慮する（椅子に長時間腰かけないよう指導）
> 4. 重いものを持たない
> 5. 咳をすると腹圧が上がり，椎間板が神経に触れる（デジェリンのサイン）
> 6. 腹筋，背筋の割合は3：1（腹筋の強化を指導）

9 肩，肩周囲の外傷に対するリスクマネージメント

■■■ はじめに ── 肩，肩周囲の構造 ■■■

a. 肩，肩周囲の関節（図9-1）

肩・肩周囲の主な関節には，肩関節（肩甲上腕関節），肩鎖関節，胸鎖関節がある．

1）肩甲上腕関節

狭義の肩関節である．肩甲骨の関節窩と，上腕骨の上腕骨頭よりなる球関節である．肩甲骨の関節窩は上腕骨の骨頭に対して小さく浅いため，これを補うために関節唇を有している．

2）肩鎖関節

肩甲骨の鎖骨関節面と，鎖骨の肩峰関節面よりなる．

3）胸鎖関節

胸骨の鎖骨切痕と，鎖骨の胸骨関節面よりなる．

b. 肩，肩周囲の主な靱帯（図9-2）

肩・肩周囲の主な靱帯には，以下のようなものがある．

1）肩甲上腕関節

a）**関節上腕靱帯**：肩甲骨の関節窩に付着する関節唇の周囲から，上腕骨解剖頸へ付着する靱帯で，上・中・下の3つの靱帯線維束よりなり，関節の前面を補強する．

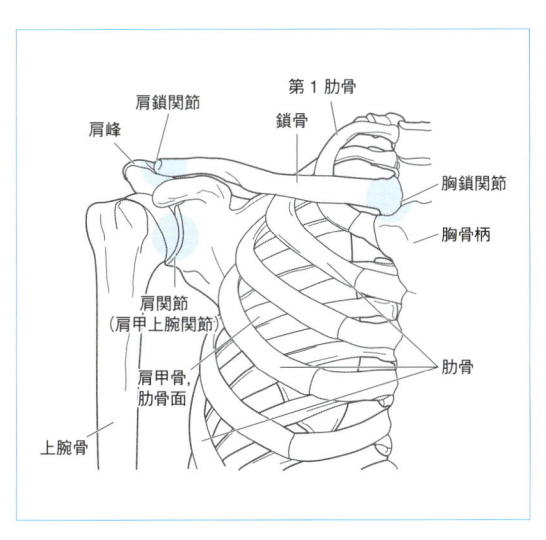

図9-1 肩，肩周囲の骨と関節

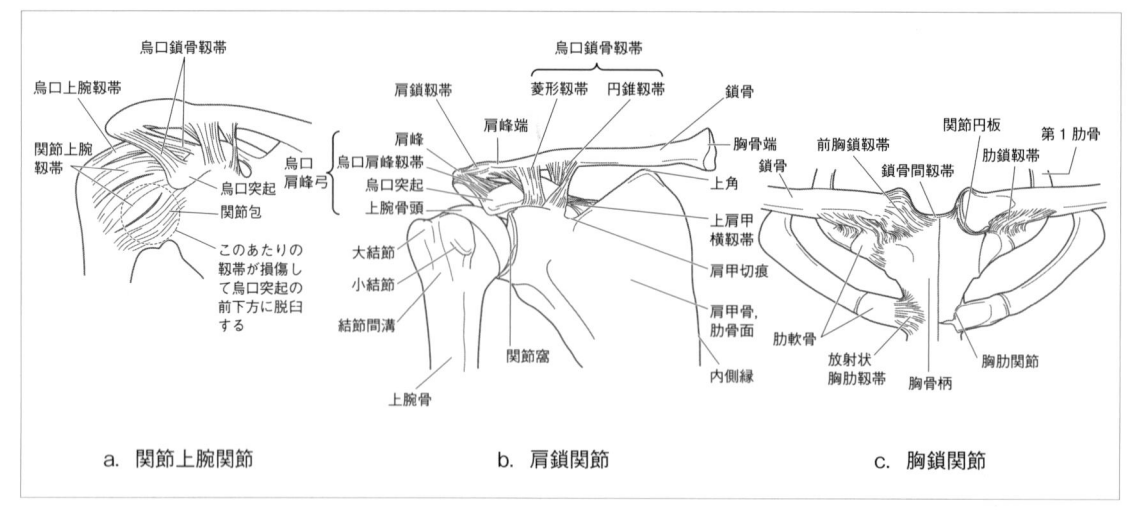

図9-2　肩，肩周囲の主な靱帯

　　b）**烏口上腕靱帯**：肩甲骨烏口突起の外側縁・基部から，上腕骨の大結節・小結節へ付着する．
　　c）**烏口肩峰靱帯**：肩甲骨烏口突起の水平面の後面から肩甲骨肩峰の先端へ付着する靱帯で，肩甲骨各部間の靱帯であるので，肩関節の付属靱帯には含めないが，機能的に上腕骨頭の上方への転位を防いでいる．

　2）肩鎖関節
　　a）**肩鎖靱帯**：鎖骨の肩峰端から肩甲骨肩峰へ付着する靱帯で，肩鎖関節の上面を覆い鎖骨の運動を抑制する．
　　b）**烏口鎖骨靱帯**：肩甲骨烏口突起から鎖骨へ付着する靱帯で，鎖骨を固定する．烏口鎖骨靱帯は，内側の円錐靱帯と外側の菱形靱帯よりなる．
　　・円錐靱帯：烏口突起の基部内側縁から，鎖骨の円錐靱帯結節へ付着する．
　　・菱形靱帯：烏口突起の上面・内側縁から，鎖骨の菱形靱帯線へ付着する．

　3）胸鎖関節
　　a）**前胸鎖靱帯**：胸骨柄の前面から，鎖骨の胸骨端の前面へ付着する．
　　b）**後胸鎖靱帯**：胸骨柄の後面から，鎖骨の胸骨端の後面へ付着する．
　　c）**鎖骨間靱帯**：鎖骨の胸骨端の上端から，反対側の鎖骨の胸骨端の上端へ付着する．
　　d）**肋鎖靱帯**：第1肋軟骨の上縁から，鎖骨下面の肋鎖靱帯圧痕へ付着する．

c. **回旋筋腱板（rotator cuff）（図9-3）**
　　肩関節は運動可動域が大きいため，関節包がゆるく靱帯による安定性も乏しい．そのため肩関節の安定性は，腱板を構成する筋（棘上筋，棘下筋，小円筋，肩甲下筋）に依存している部分が大きい．腱板は各々の方向に上腕骨を動かすのみならず，上腕骨骨頭を関節窩に引き付け，関節運動を行う際の支点となる役割をもつ．

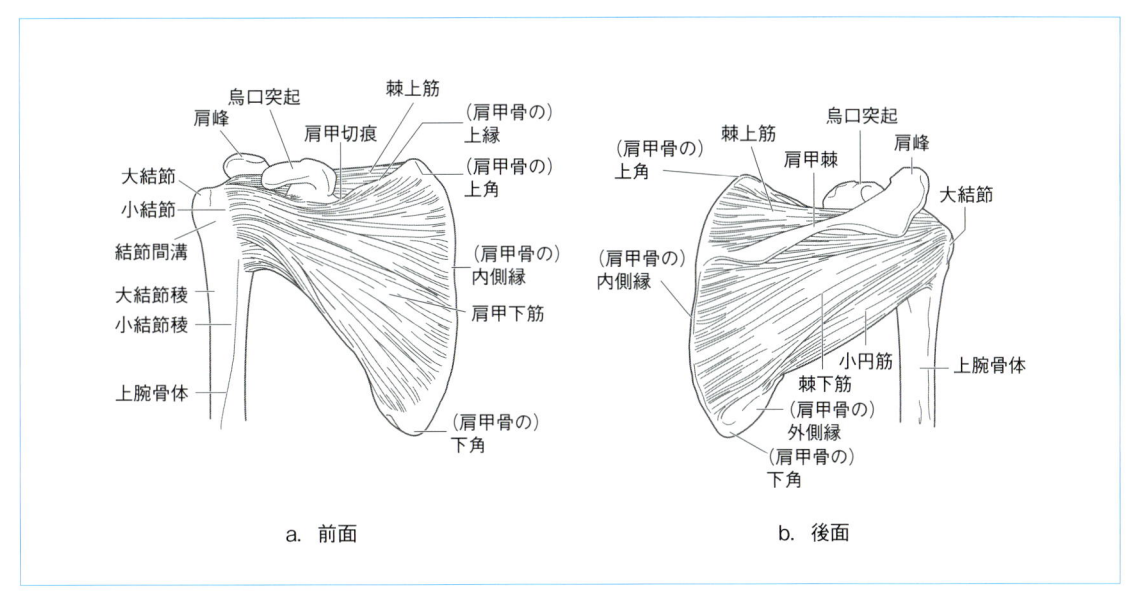

図9-3 回旋筋腱板を構成する主な筋

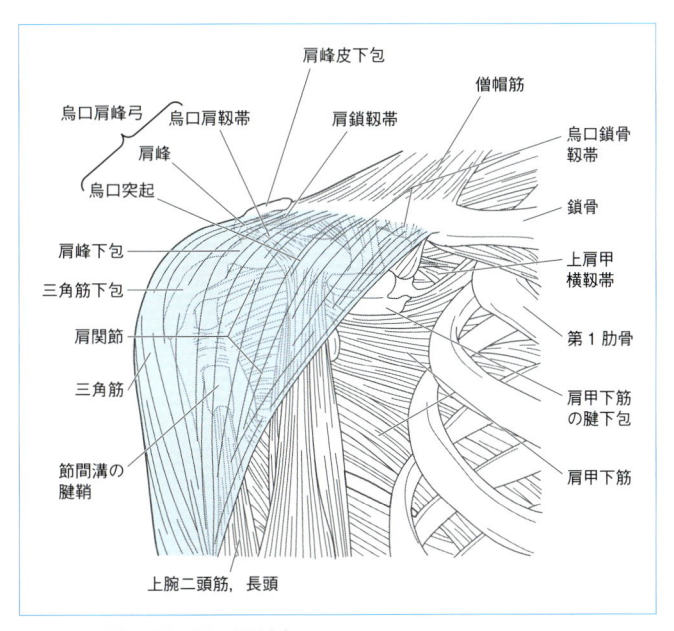

図9-4 肩・肩周囲の滑液包

d. 肩・肩周囲の滑液包(図9-4)

　肩・肩周囲には多くの滑液包がみられる．滑液包は肩関節周囲に限らず，関節運動により筋や腱が骨などとの摩擦が大きい部位において，その摩擦を軽減するためにみられる．滑液包の内部は滑液によって満たされ，筋・腱付着部付近に多くみられる．

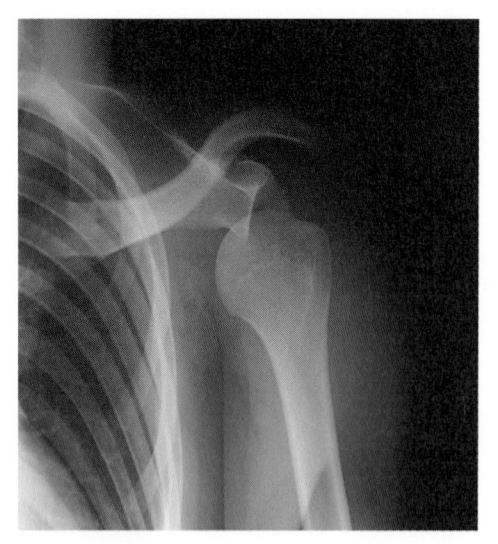

図9-5　肩関節脱臼
前方脱臼がもっとも多く，そのなかでも烏口下脱臼が多い．

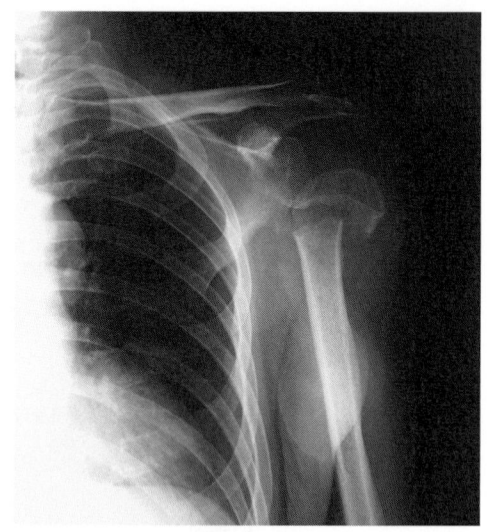

図9-6　上腕骨頸部骨折
高齢者に多くみられる骨折の1つである．

1 診断のポイント

まず肩関節脱臼（図9-5）と，上腕骨頸部骨折（図9-6）との鑑別が必要である．

a. 問　診

以下の事項について問診する．
- 脱臼の既往があるかどうか．
- どの程度の力が加わったのか．
- 上肢がどのような肢位を強いられたか（←とくに重要）．
- どんな音がしたか．
- 肩がしびれているか．

b. 観　察

- 脱臼の診断の決め手は，あるべきところに骨頭がないことである．
- 特異的肢位やバネ様固定も参考になる．
- 整復時に骨折させられたとして訴訟になったこともあるので診断を確実にする．上腕骨頸部に圧痛がないことを確認する．
- 腋窩神経の麻痺を合併しているかどうかを確認する．

　※ 腋窩神経の麻痺は，三角筋の麻痺と肩の外側の知覚脱失をきたす（図9-7, 9-8）．

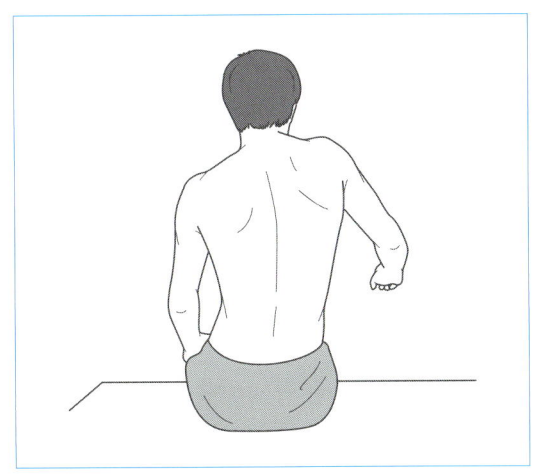

図9-7 腋窩神経麻痺による三角筋の麻痺
肩関節の外転が不能となるため肩甲骨の運動で代償しようとする．

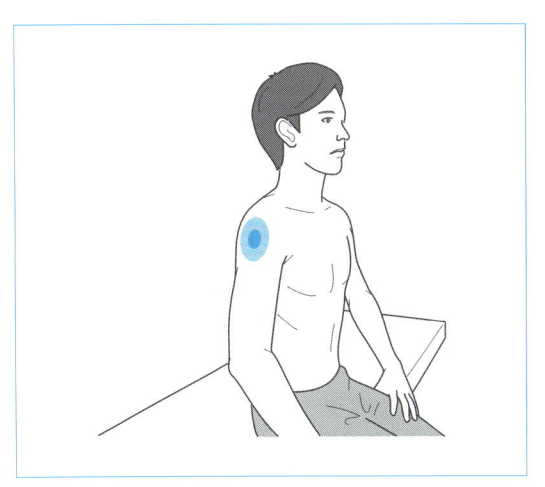

図9-8 腋窩神経麻痺による知覚脱失
腋窩神経は，肩外側に固有知覚をもつ．

2 治療上のポイント

a. 肩関節前方脱臼

　整復時に骨折をおこさないために，あまりてこの原理を使わないで，軸方向に牽引して骨頭を押し込むように整復するのがよい．

　反復性になりやすいのは，関節窩は上下には長いが前後の幅は狭く，さらには脱臼時に関節窩の下部に骨欠損を生じたり，関節唇の断裂を生じたために関節のゆるみをきたしたり（バンカート・リージョン）（図9-9），また骨頭の上後方に骨欠損を生じる（ニコラ・リージョン）（図9-10）ためである．

【筋力強化で脱臼を防ぐ】

　腱板＝回旋筋腱板＝ rotator cuff（棘上筋，棘下筋，小円筋，肩甲下筋の停止腱）を構成する筋を強化することである．これを内在筋強化 inner muscle exercise（図9-11）と呼ぶ．

b. 上腕骨頭骨折と上腕骨頸部骨折

- ゴキゴキと音（軋轢音）がする．
- X線像での確認が必要．
- 骨頭の粉砕骨折は2・3・4パートに分かれ，関節の可動域に関しては治りが悪い．手術しても結果が悪い．
- 肩関節の強直を生じても，肩甲骨の動きで外転80°位までは獲得できるので，特に高齢者の場合はコップで水が飲めるようになることを目標とする．
- 高齢者の上腕骨頸部骨折は三角巾またはハンギング・キャスト（図9-12）と三角巾で治療する．肩関節の拘縮をきたさないようにするが，他動運動にて強く動かし可動域の増強を図ると骨折などの問題がおこるので，愛護的に自動運動の介助に努める．

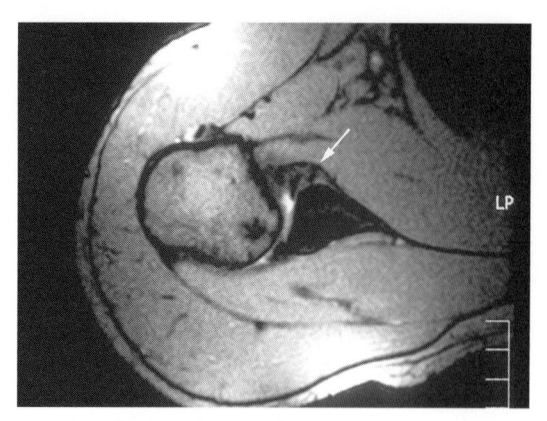

図9-9 バンカート・リージョン
関節窩の前方に損傷がみられる．

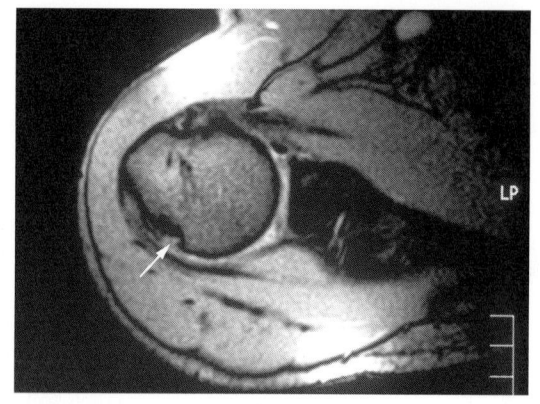

図9-10 ニコラ・リージョン
骨頭の後方，やや外側にくぼみを観察できる．

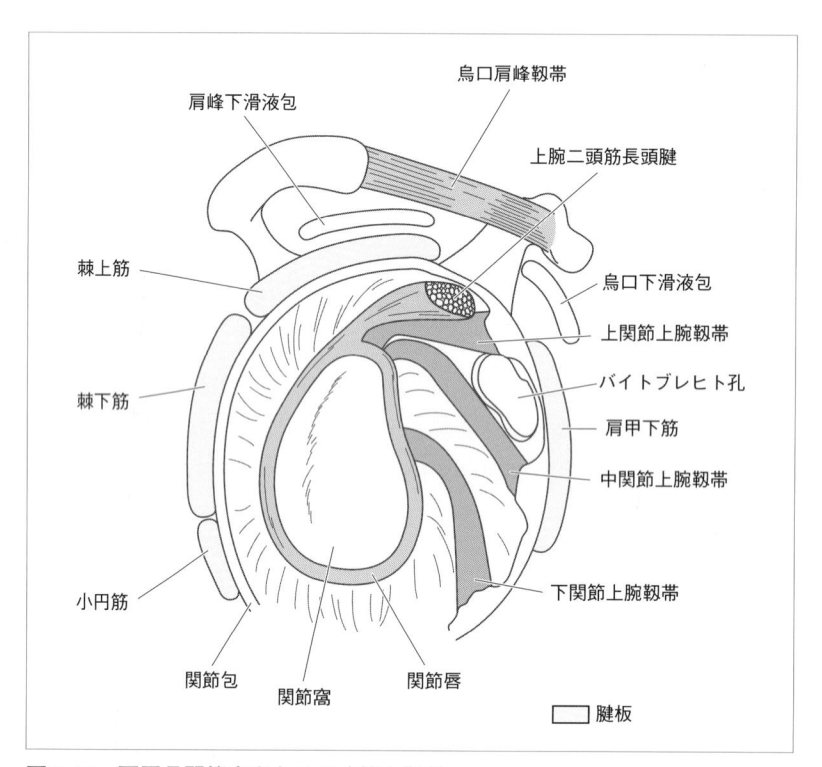

図9-11 肩甲骨関節窩をとりまく筋と靱帯

c. 肩鎖関節上方脱臼（図9-13）

肩鎖靱帯や烏口鎖骨靱帯（円錐靱帯，菱形靱帯）が断裂し，鎖骨が上方に脱臼して変形する（図9-14）．鎖骨遠位端を上から圧迫することにより整復されるが，放すともとに戻って再転位してしまう（ピアノキー・サイン）．鎖骨外側端骨折（図9-15）と鑑別を要する．なお，鎖骨外側端骨

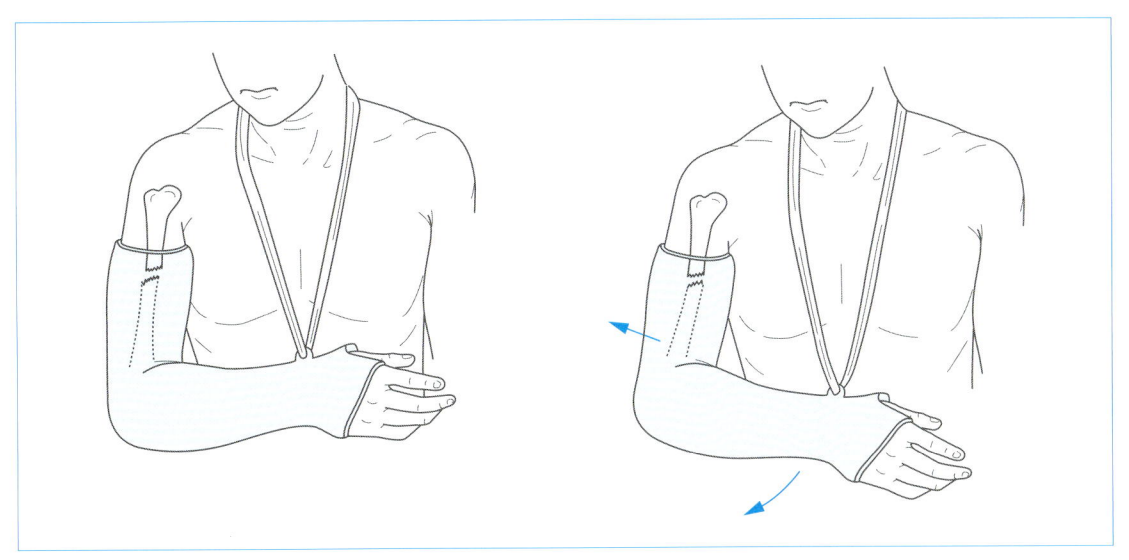

図9-12　ハンギング・キャスト
上肢の重さを利用し，骨折部に持続牽引を加える．しかし，前腕部で下がってしまうと，骨折部に屈曲力が作用してしまう．

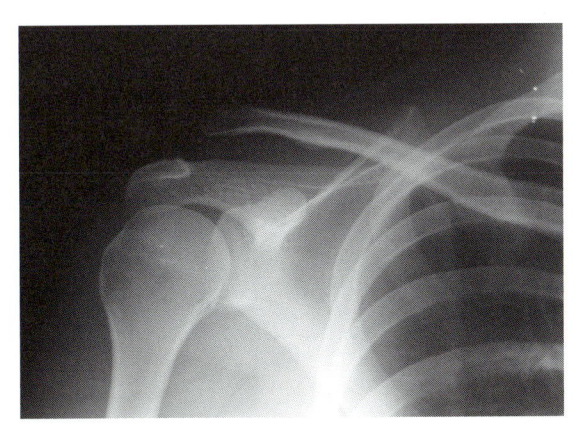

図9-13　肩鎖関節上方脱臼
写真は関節面が完全に逸脱しているため，烏口鎖骨靱帯と肩鎖靱帯が損傷したTypeⅢと考えられる．

折は，化骨ができず偽関節になりやすい（沈黙の偽関節）ので，前もって説明しておくことが必要である．

d. **鎖骨骨折**（図9-16）
- 鎖骨は真っ直ぐではなく，クランクの形（S状の彎曲）をしている骨であることに注意する．
- 整復時，肩を後方に引くが肩を下げない．
- 鎖骨を圧迫しすぎると，鎖骨と第一肋骨の間に腕神経叢が走行しているので神経麻痺をきたすことがあるので注意する．
- 整復時に肋骨骨折をおこし，訴えられたこともある．

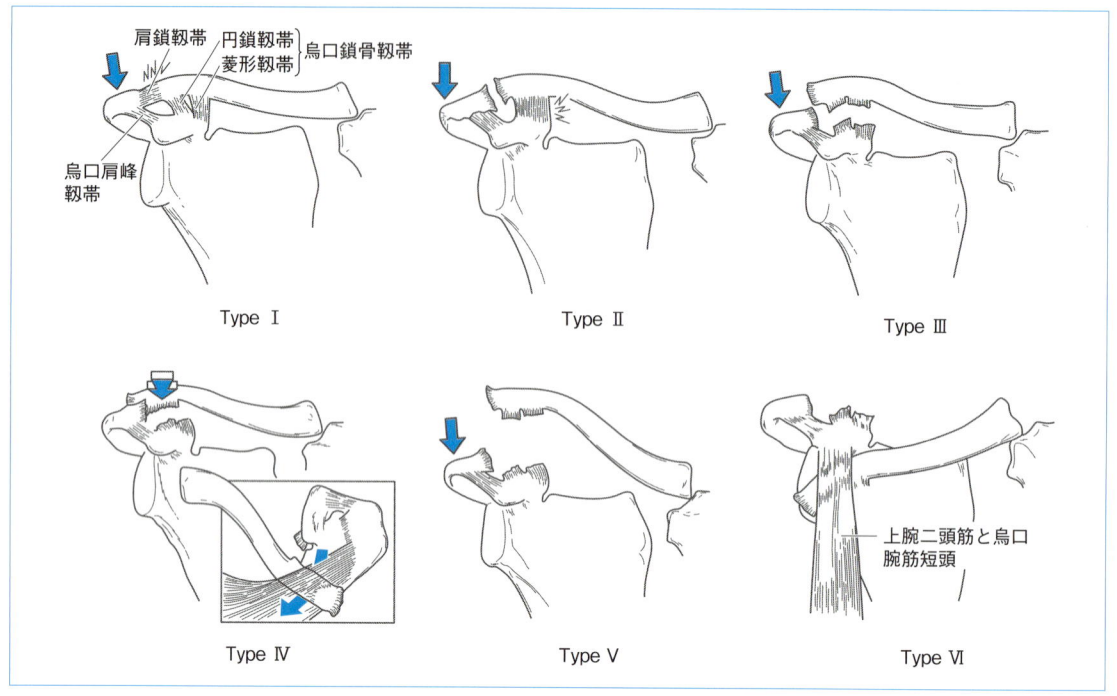

図9-14 肩鎖関節損傷の分類
[Rockwood CA：Subluxations and dislocations about the shoulder. Fractures in adults. Rockwood CA et al (eds), JB Lippincott Co, Philadelphia, 2nd Ed, vol 1, pp869-872, 1984]

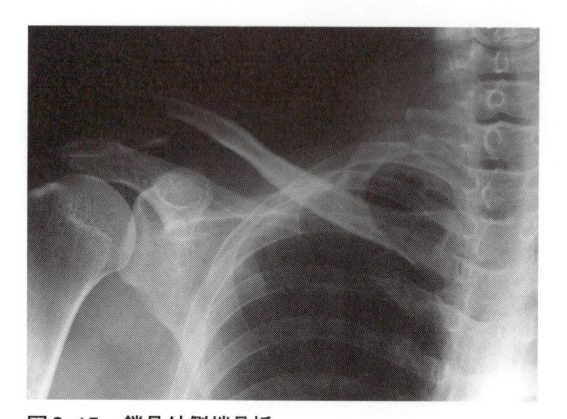

図9-15 鎖骨外側端骨折
さまざまな型があり，とくに鎖骨外側端の関節内骨折は，肩鎖関節上方脱臼との鑑別を要する．

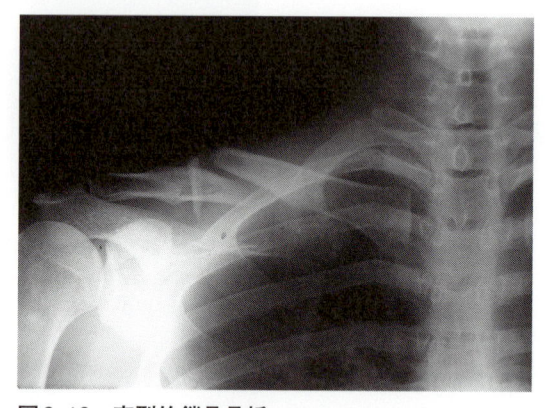

図9-16 定型的鎖骨骨折
成人では，第3骨片を伴うことがあり，それが直立している場合には，整復時に皮膚の損傷をきたさないように注意しなければならない．

- 固定時，三角巾を使用し遠位骨片を上にあげることが重要である（図9-17）．
- 鎖骨は，おのずから治る力を有する．
- 保存的治療のほうが，手術による治療より結果がよい．また，骨癒合が早い．
- 手術は骨癒合の遷延，偽関節，感染，神経麻痺などを合併することがある．

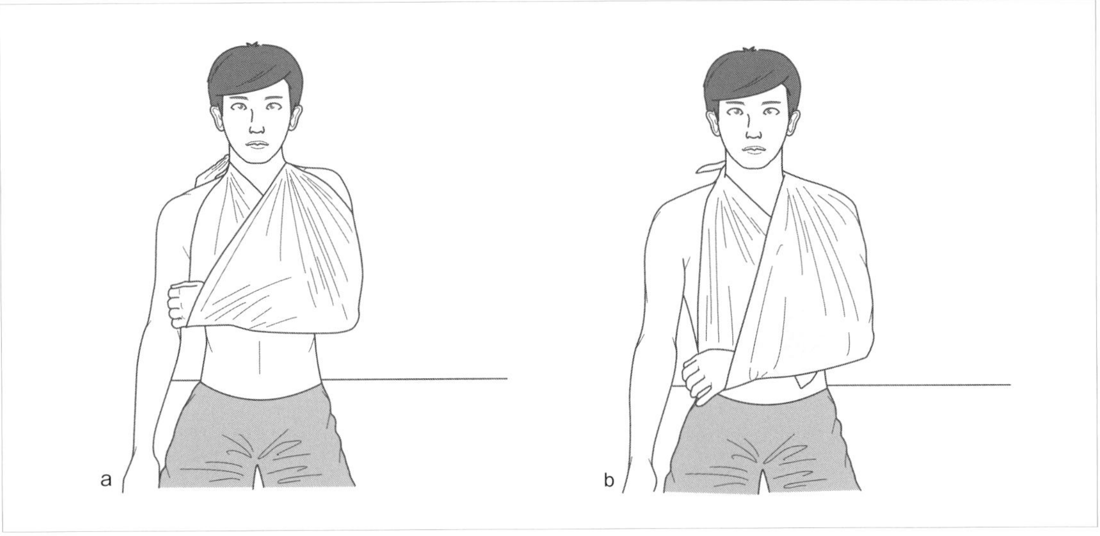

図9-17 三角巾での提肘
a. よい例　b. 悪い例：手が肘より下がっている．

e. 上腕骨頭すべり症（図9-18）

　　少年野球選手の肩の痛み little leaguer's shoulder syndrome として知られる．骨幹端の成長軟骨の骨折（骨端線離開）である．早期診断は大事に至るのを防ぐことができるので，予防的価値が高い．しかし，X線像で看過されることも多いので"疑わしきは罰せよ"の気持ちで，少しでも症状がみられる時にはトレーニング量を調節するように指導するよう心がける．肩関節の動きは運動痛を伴うが，わりとよい．

　【診断の重要ポイント】
　　上腕骨頸部をぐるりと一周する圧痛．とくに腋窩部の圧痛の確認が決め手となる．

f. 五十肩（肩関節周囲炎）

　　肩関節の拘縮を生じ，どこが原因の肩の痛みかわからない状態を五十肩または四十肩という．凍結肩 frozen shoulder とも呼ばれ，40～50歳代に好発する．
　　夜間もうずくような自発痛があり，睡眠が障害されることが多い．最初は棘上筋腱の障害から始まることが多く，初期はこの棘上筋腱を愛護的に扱うことが肝要である．肘を伸ばし手の甲を上に向けて可動域の増大訓練を行い，日常生活では腋をあけることを避ける様に指導する．いたずらに痛みを伴うような暴力的な可動域の増大訓練をすると，症状が悪化する（図9-19）．

g. 上腕二頭筋長頭腱断裂

　　スポーツや肉体労働による上腕二頭筋の，強い収縮に伴う長頭腱の結節間溝部での，繰り返しのストレスにより発生する．受傷時は突然の疼痛と脱力を感じるが，数日後に疼痛が軽減し，腱が切れていることに気づかないこともある．
　　上腕二頭筋を収縮（肘関節屈曲）させたときに，力こぶが末梢に偏位し，丸く小さく盛り上がり，その変形を主訴として受診することもある（図9-20）．上腕二頭筋長頭は，骨頭を押し下げ

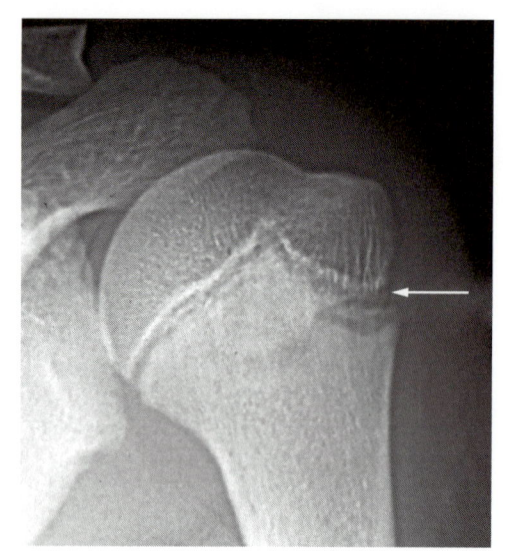

図9-18　上腕骨頭すべり症
［(社)全国柔道整復学校協会 監，松下隆，福林徹，田渕健一 編：整形外科学，第3版，p188，南江堂，2007］

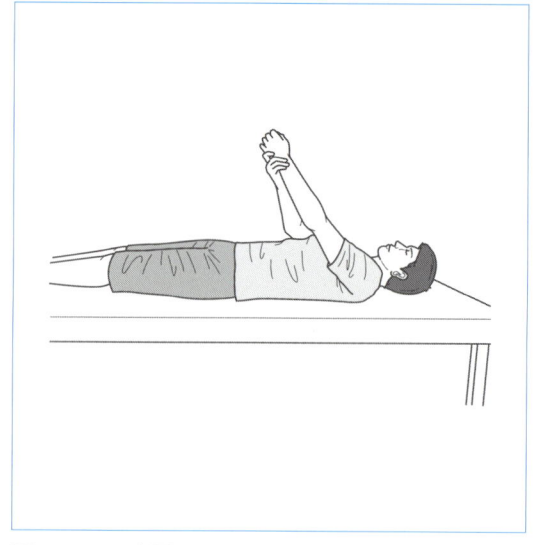

図9-19　五十肩における可動域増大訓練
立位では棘上筋は重力により下方へのストレスを常に受けるため，仰臥位で可動域訓練を行うのがよい．

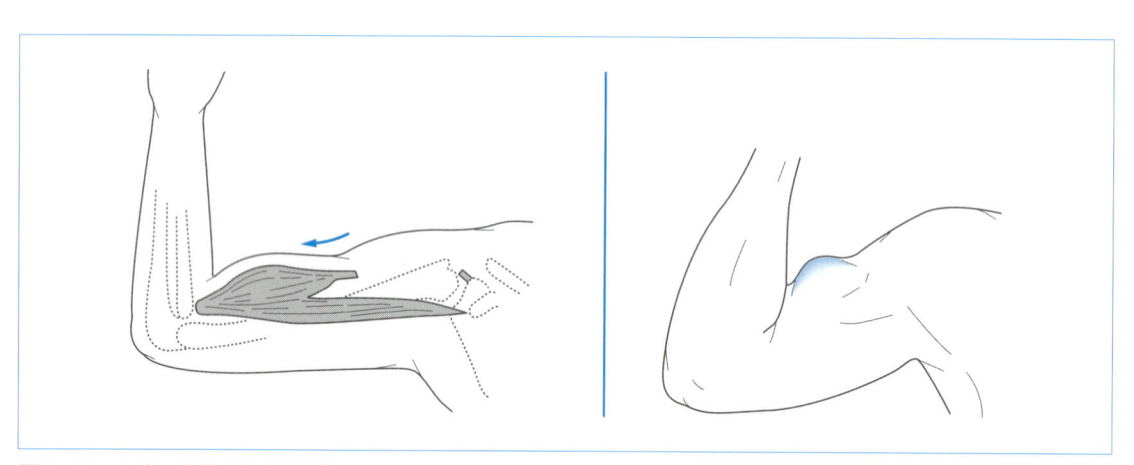

図9-20　上腕二頭筋長頭腱断裂
結節間溝で断裂し，その筋腹は遠位方向に偏位する．

る作用もある．

h. 腱板損傷

　棘上筋，棘下筋，小円筋，肩甲下筋の停止腱により構成される回旋筋腱板 rotator cuff の断裂をいう．解剖学的位置・血管分布の関係で，棘上筋腱断裂がもっとも多い．

　転倒して肩部を強打した場合や肩関節外転位で手を衝いて転倒し，大結節と肩峰との間で挟まれた場合，あるいは投球動作などにより発生する．

　初期症状として，肩部の疼痛（とくに運動時痛）と肩関節の運動障害（とくに外転障害）がある．

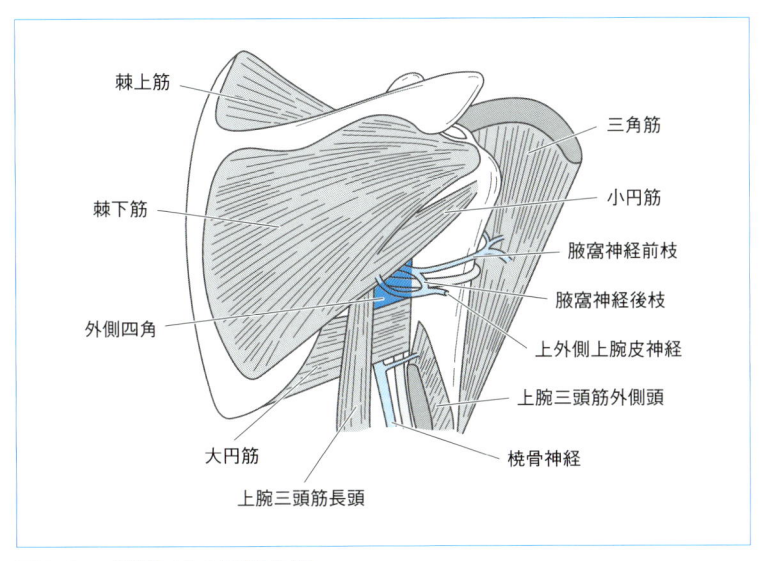

図9-21　外側四角と腋窩神経
小円筋，上腕三頭筋長頭，大円筋，上腕骨によって間隙が形成され，そこを腋窩神経と後上腕回旋動脈が通る．

棘上筋腱が損傷した時は，初期外転時に疼痛が誘発される（SS test）．もう少し重症では，腕を落とす時に疼痛が誘発される（drop arm test）．

一般に保存的治療を第一選択とする．

【肩関節の挙上障害】

肩関節の挙上障害は，腱板損傷のほかに，肩関節およびその周囲の脱臼や骨折，あるいは神経麻痺（とくに腋窩神経麻痺）などによりみられる．

また，腋窩神経麻痺は脱臼や骨折に起因するもののほか，腋窩神経が背部に出てくる外側四角 quadrilateral space（図9-21）での腋窩神経障害によるもの（外側四角隙症候群 quadrilateral space syndrome）もある．これらの鑑別が必要である．

i. **肩上弓症候群（インピンジメント症候群）**

上腕骨の大結節と肩峰との間の摩擦の痛みで，多くはこの部位の滑液包炎である．

j. **石灰沈着性肩関節炎**
- 中年以降に発症する．特に機械的原因がないのに激しい痛みを生じ，偽痛風と呼ばれ，肩が上がらなくなる．
- X線像で石灰の沈着を認めるが，血液検査では異常はない．

k. **外側四角隙症候群（quadrilateral space syndrome，図9-21）**
- 腋窩神経が背部にでてくる外側四角での腋窩神経障害である．
- 腋窩神経麻痺は，第5頸神経根の出口で生じる麻痺のほうが発生頻度が高い．

3 肩，鎖骨の治療上の安全のポイント

①肩関節脱臼と上腕骨頸部骨折とを見分ける．
②脱臼整復時に上腕骨頸部骨折を生じさせない．
③肩関節拘縮でROMの増大を目的とした治療のとき，暴力的に上腕骨頸部骨折を生じさせやすい．特に骨粗鬆症の患者では注意する．
④上腕骨骨折や肩関節脱臼のとき腋窩神経麻痺の合併を知覚でチェックする．
⑤鎖骨骨折のとき腕神経叢麻痺の合併をチェックする．肩，母指，小指の知覚でチェックする．
⑥鎖骨骨折の出っ張り（近位骨片）を押し込みすぎると，第一肋骨との間に腕神経叢がはさまれて麻痺を生じる．このときは小指の知覚低下を合併する．
⑦肩関節に力が入らないときは肩甲骨の動きもチェックする．winging scapula＝翼状肩甲骨＝天使の羽を生じていることがあり，原因は前鋸筋の麻痺または筋ジストロフィーである．
⑧激しい突然の肩の痛みは，デュプレーDuplay病（石灰沈着性関節炎）である．

※ デュプレー病：1872年にDuplayがはじめて記載した疾患で，今日，肩関節周囲炎と同義に扱われている．

10 上腕，肘，前腕の外傷に対するリスクマネージメント

■■■ はじめに ── 肘関節の構造 ■■■

a. **肘関節を構成する骨**（図10-1）

　　　肘関節は，上腕骨，橈骨，尺骨からなる複関節である．上腕骨の上腕骨滑車と尺骨の滑車切痕よりなる腕尺関節，上腕骨の上腕骨小頭と，橈骨の橈骨頭上面の関節窩よりなる腕橈関節，橈骨の関節環状面と尺骨の橈骨切痕よりなる上橈尺関節の3つの関節によって構成される．前腕の回内・回外運動は，尺骨を軸に橈骨が回旋することにより行われる．

b. **肘関節の主な靱帯**

　　　肘関節の主な靱帯には，内側側副靱帯，外側側副靱帯，橈骨輪状靱帯がある．

　　1) **内側側副靱帯**（図10-2a）

　　　上腕骨内側上顆から扇状にひろがり，前方，中央，後方の三部位に分かれ，前方部は鈎状突起の内側縁に，中央部は滑車切痕の内側縁に，後方部は肘頭の内側縁にそれぞれ付着し，肘関節の内側を補強している．中央部の靱帯線維はやや薄いが，前方部と後方部を結ぶ横走線維により補

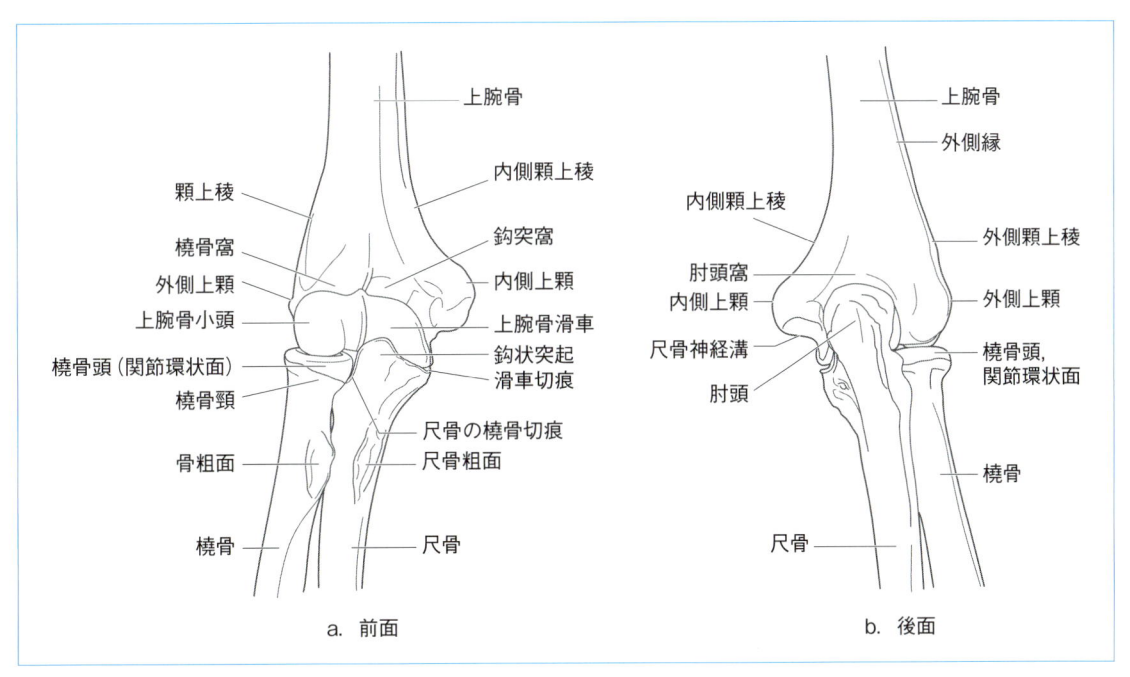

図10-1　肘関節を構成する骨

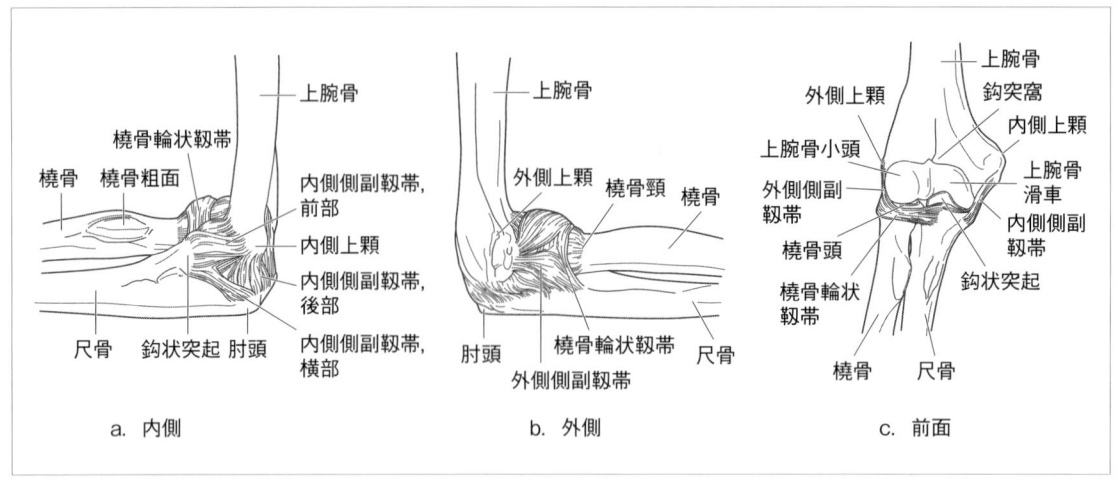

図10-2 肘関節の主な靱帯

強されている．

2) 外側側副靱帯（図10-2b）

上腕骨外側上顆から橈骨の近位端へ付着するが，橈骨への付着部は前方部，後方部の2部位に分かれ，肘関節の外側を補強している．前方部は橈骨輪状靱帯と尺骨の橈骨切痕前縁に，後方部は尺骨の橈骨切痕後縁へ，それぞれ付着する．

3) 橈骨輪状靱帯（図10-2c）

尺骨の橈骨切痕の前縁から橈骨頭を輪状に取り巻き，橈骨切痕の後縁へ付着する．

c. 肘関節周囲を通過する神経

肘関節に限らず，上肢には絞扼性神経障害をおこしやすい場所がいくつかあり，その神経の走行は理解しておかなくてはならない．

1) 正中神経（C_5-T_1）（図10-3a）

上腕動脈に伴行して腋窩を経由し，さらに前腕の深指屈筋と浅指屈筋の間を下行する．手根部では前腕屈筋腱とともに手根管を通り手掌に至る．

2) 尺骨神経（C_7-T_1）（図10-3b）

上腕を上腕動脈，正中神経とともに下行し，上腕の下端部で背側へ回り，上腕骨の尺骨神経溝を通って再び前腕の前面にでる．さらに尺側手根屈筋に沿って下行し，豆状骨と有鉤骨の鉤部の間を通り，手掌に至る．

3) 橈骨神経（C_5-T_1）（図10-3c）

上腕骨の後面にある橈骨神経溝を上腕深動脈とともに通り，橈骨頭の外側で浅枝と深枝に分かれる．浅枝は皮枝であり，橈骨動脈とともに下行し，前腕の下1/3部で後方に向かい，背側の皮下に出る．深枝は筋枝であり，上腕の伸筋と前腕の伸筋を支配する．

図10-3 a. 正中神経　b. 尺骨神経　c. 橈骨神経

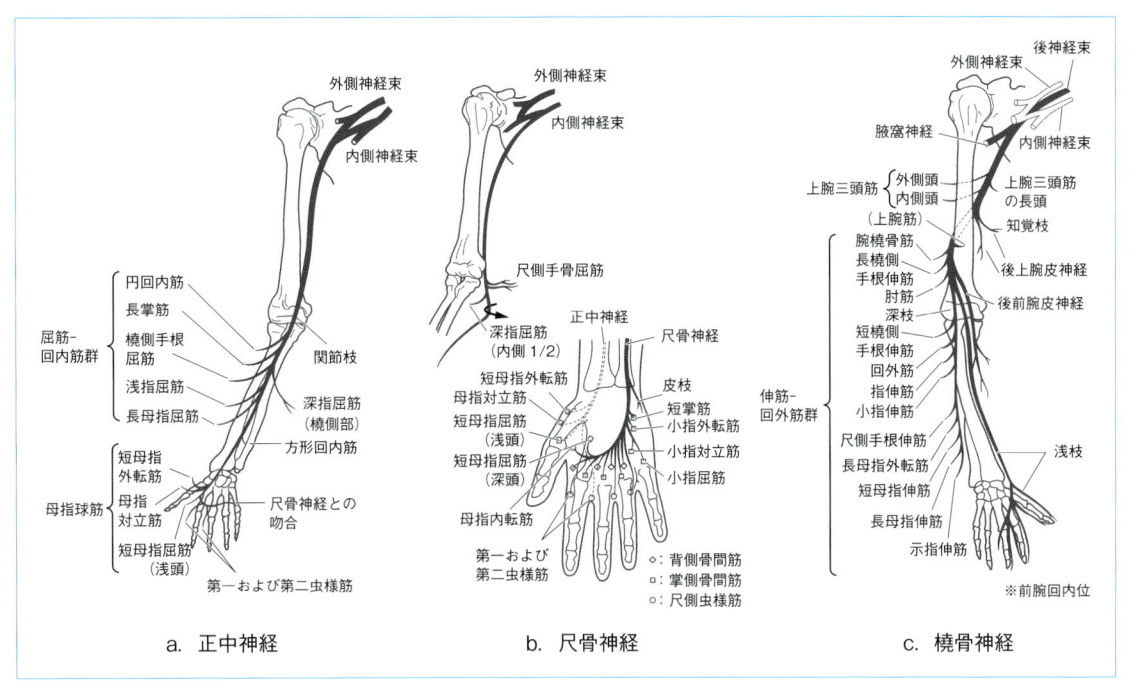

図10-3　肘関節周囲を通過する神経

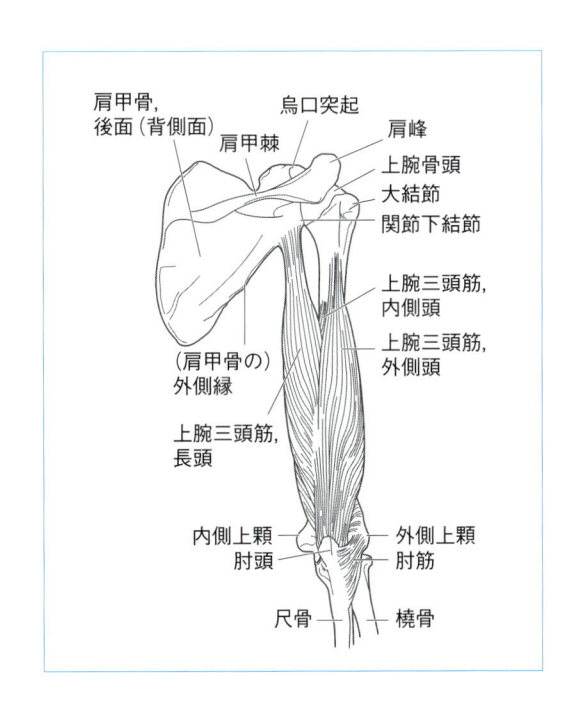

図10-4　肘関節を伸展する主な筋

d. 肘関節の運動に関与する主な筋

　1）肘関節を伸展する主な筋（図10-4）

　　肘関節を伸展する筋には，上腕三頭筋と肘筋がある．しかし肘筋の作用は弱く，その多くを上腕三頭筋に依存している．上腕三頭筋は肘頭に停止し，長頭・内側頭・外側頭の3つの起始部を

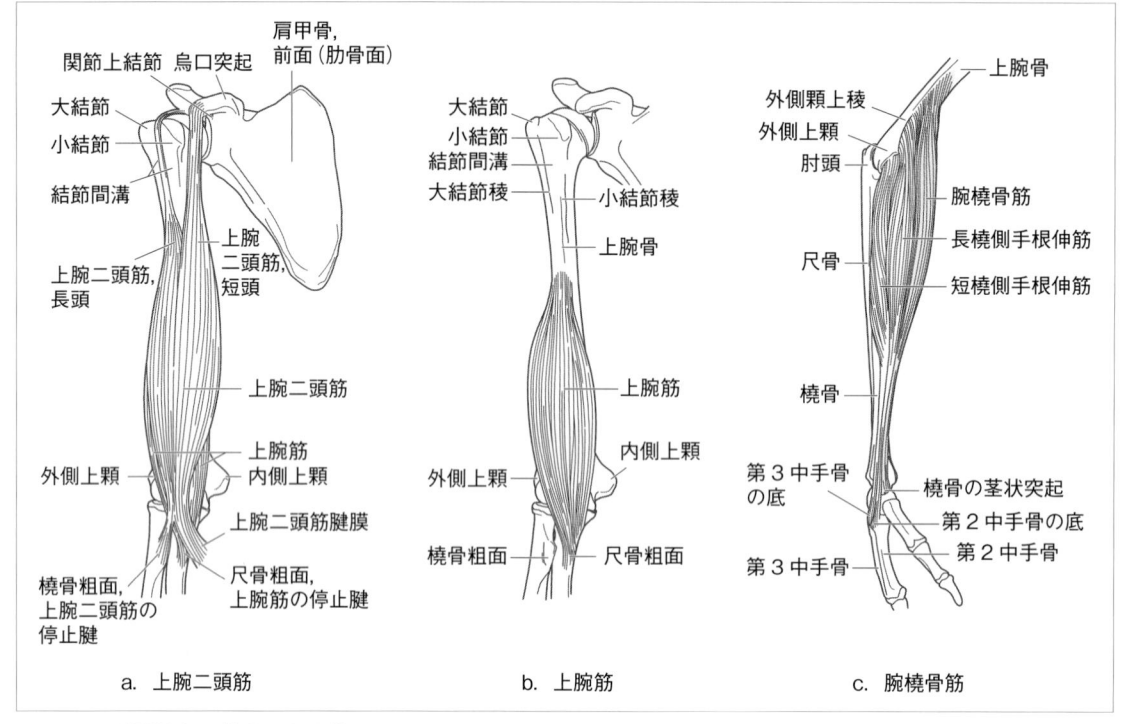

図10-5 肘関節を屈曲する主な筋

a. 上腕二頭筋　　b. 上腕筋　　c. 腕橈骨筋

もつ．長頭は，肩甲骨関節下結節より起始する2関節筋である．内側頭は上腕骨体後面に，外側頭は上腕骨体外側面からそれぞれ起始する．

2) 肘関節を屈曲する主な筋

　肘関節を屈曲する主な筋は，上腕二頭筋（図10-5a），上腕筋（図10-5b），腕橈骨筋（図10-5c）である．上腕二頭筋は橈骨粗面に停止し，長頭と短頭の2つの起始部をもつ．長頭は肩甲骨の関節上結節より起始し，上腕骨結節間溝を通る．短頭は烏口突起より起始する．両者の筋腹は上腕中央部で互いに密にくっついており，いわゆる「ちからこぶ」をつくる．主に上腕の屈曲と回外に関与するとともに，肩関節において屈曲と上腕骨頭を上方より下方へ抑える役割をもつ．腕橈骨筋は上腕骨下端部外側より起始し，橈骨茎状突起に停止する．主な作用は肘関節の屈曲であるが前腕の回内，回外にも作用し，前腕回外位では回内作用を，前腕回内位では回外作用をもつ．上腕筋は上腕二頭筋の下層にあり上腕骨体の下半分より起始し，尺骨粗面へ停止する．どの関節角度においても屈曲作用をもつ．

3) 前腕を回内させる主な筋（図10-6）

　前腕を回内させる主な筋には，円回内筋と方形回内筋がある．円回内筋は橈骨の円回内筋粗面へ停止し，上腕頭と尺骨頭の2つの起始部をもつ．上腕頭は上腕骨内側上顆より起始し，前腕の回内のみならず，上腕の屈曲にも作用する．尺骨頭は，尺骨の鈎状突起より起始し，前腕の回内に作用する．円回内筋の上腕頭（浅層）と尺骨頭（深層）の間を，正中神経が通過する．

a. 円回内筋　　　b. 方形回内筋

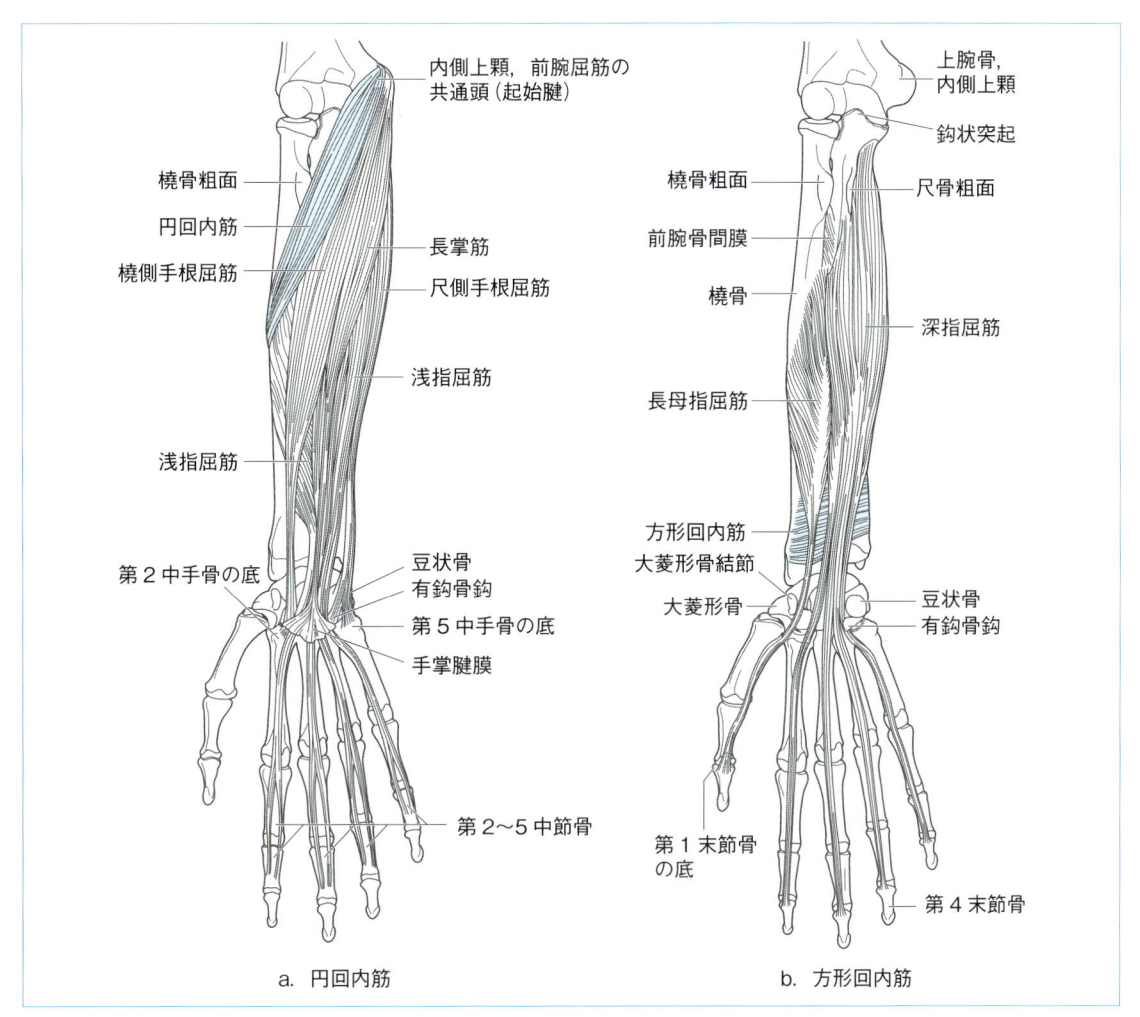

図10-6　前腕を回内させる主な筋

4) 前腕を回外させる主な筋（図10-7）

前腕を回外させる主な筋には，上腕二頭筋と回外筋がある．上腕二頭筋は前腕を屈曲し，かつ前腕を回外させる作用をもつ．回外筋は上腕骨内側上顆ならびに尺骨回外筋稜より起始し，橈骨上部外側面に停止する．

a. 上腕二頭筋, 回外筋　　　　　b. 回外筋

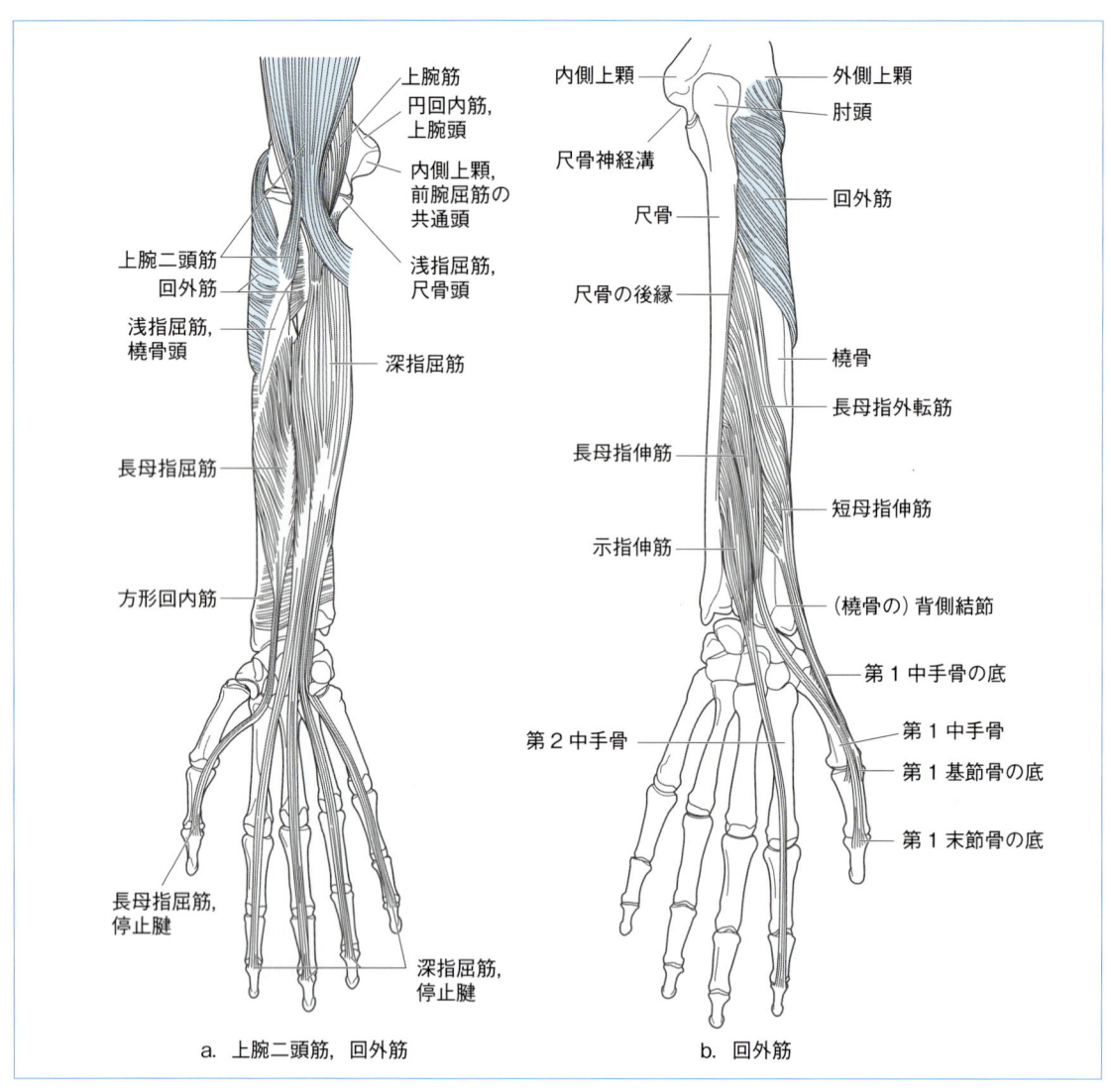

図10-7　前腕を回外させる主な筋

A. 上腕の外傷

1 診断のポイント

上腕骨骨折は正確な知識をもって対応しないと，肘の運動制限や変形などの後遺症をきたし，トラブルのもととなる．骨幹部骨折などでは橈骨神経麻痺も合併することがある．

【橈骨神経麻痺】
橈骨神経麻痺は種々の原因でおこる．
①骨折に伴うもの．
　上腕骨骨幹部骨折，上腕骨顆上骨折，橈骨頭・頸部骨折など．
②圧迫（上腕外側部の圧迫）によるもの．
　(1) Saturday night paralysis（土曜の夜の麻痺）．
　(2) lover's paralysis（恋人たちの麻痺）　など．
③絞扼によるもの．
　回外筋症候群．
④その他．
　開放創に伴うもの（刃物，ガラスなど），注射など．

a. 問 診

加わった外力を聞く．
・上腕部を強打した．
・全力投球（投手，外野手の返球など）した際に発生した（投球骨折）．
・腕相撲をした際に発生した（腕相撲骨折）（図10-8）．
・交通事故．

など．

b. 観 察

上腕の変形を認めるときは，痛みの増強を避けるためだけではなく脂肪塞栓の予防のためにもあまり動かさず，軽く軸方向に引っ張るとよい．上腕骨骨幹部骨折で橈骨神経麻痺をきたすと高位橈骨神経麻痺となり，下垂手 drop hand をきたす．

2 治療上のポイント

骨折により骨髄中の脂肪滴が血管内に侵入し，血流にのって肺や心臓，脳の血管に脂肪塞栓を生じる．初期には発熱，頻脈，皮膚の点状皮下出血をみる．その後の症状は塞栓をきたした部位により様々で，肺ではチアノーゼ，頻呼吸，呼吸困難，また，酸素運搬能が低下して低酸素血症が，心臓では心悸亢進，血圧低下，脳では意識障害，頭痛，嘔吐がみられる．ときとして死の転帰をとることがあるので，経過観察によりこれらの症状がみられたら，ただちに専門医に託す必要がある．

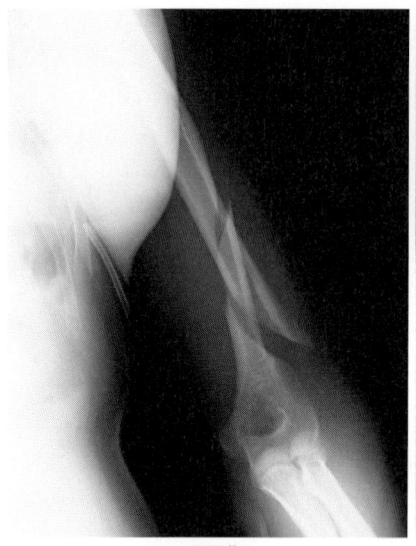

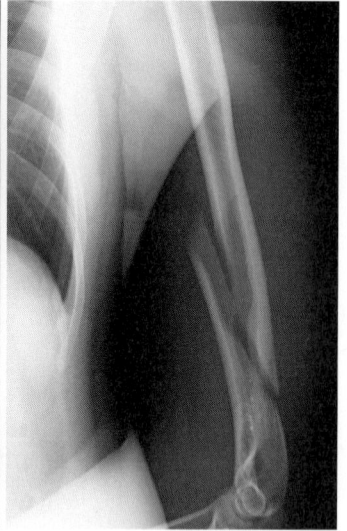

a. 正面像　**b. 側面像**

図10-8　腕相撲骨折（上腕骨螺旋状骨折）
腕相撲や投球動作では，上腕に外旋力が強制される．これに対し内旋させる筋力が働き，骨折を生じる．

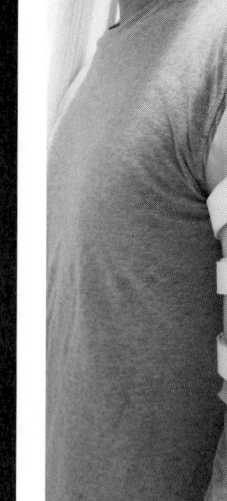

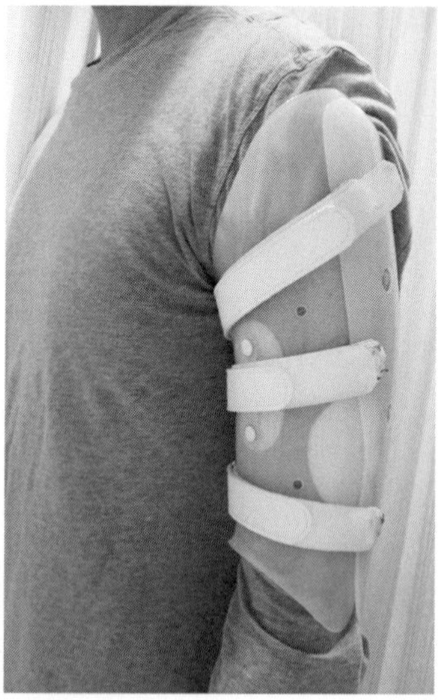

図10-9　ファンクショナルブレース
1〜2週間は上腕部のみを固定し三角巾を用いる．その後，ファンクショナルブレースを用いて，肘の運動を行いながら治療を行う．

　上腕骨骨折は手術が必要となることが50％近くあるので，正確な知識をもって対応しないと変形，運動制限などの後遺症をきたし，トラブルのもととなる．X線像での確認が必要である．
　上腕骨の骨幹部は細い（直径1cm弱）ので，整復位保持が難しい．上腕骨骨幹部骨折の保存的治療では上腕骨だけを固定し，三角巾を併用する．
※上腕骨だけを外固定し，肘関節の運動を行うことにより，筋が骨折部を圧迫し固定される（図10-9）．
　小児はまだ骨端核が残っていて全部が骨化していないので，骨折の診断も治療も難しい．

a. **上腕骨顆上骨折（小児）（図10-10）**
　　整復後，内旋しすぎないように注意する．
　　内反肘変形を後遺すると，トラブルのもととなる（図10-11）．
　　手術でもしっかりした固定は難しい．

b. **上腕骨顆間果部骨折（図10-12）**
　　上腕骨遠位端部において，骨折線がT字状やY字状などを示す複合骨折をいう．

c. **上腕骨外顆骨折（小児）（図10-13）**
　　転位のあるものでは，観血療法が必要なことが多い．
　　後遺症として，偽関節，外反肘，遅発性尺骨神経麻痺に注意が必要である．

d. **上腕骨内側上顆骨折（図10-14）**
　　内側側副靱帯 medial collateral ligament（MCL）や，尺側手根屈筋 flexor carpi ulnaris muscle（FCU）の牽引による裂離骨折である．

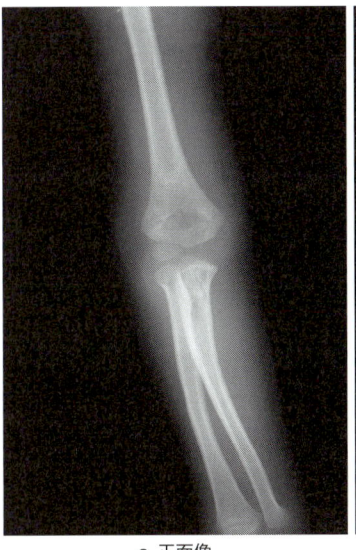

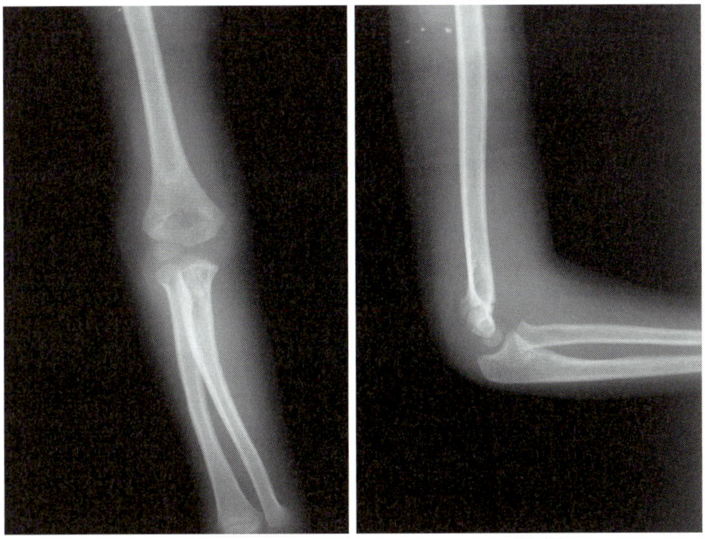

A. 上腕の外傷

a. 正面像　　　　　b. 側面像

図 10-10　上腕骨顆上骨折
受傷後，数週間が経過したもので，仮骨の形成がみられる．

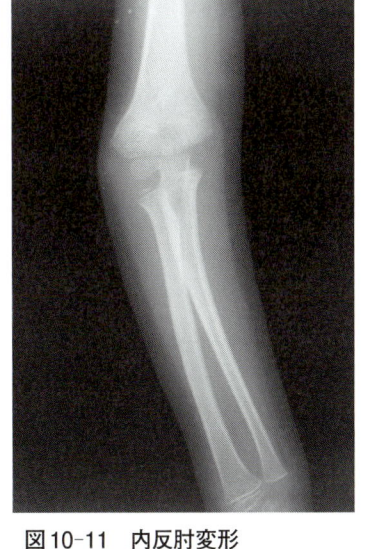

図 10-11　内反肘変形
通常，肘は 10〜14°の外反を呈する（carring angle）．写真では，尺側へ内反している．

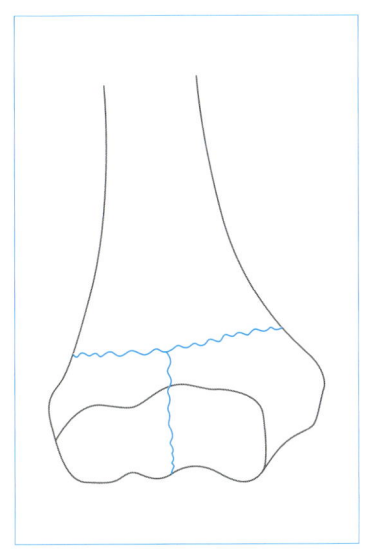

図 10-12　上腕骨顆間 T 字状骨折
上腕骨遠位端部は T 字，V 字，Y 字状の複合骨折となることがある．

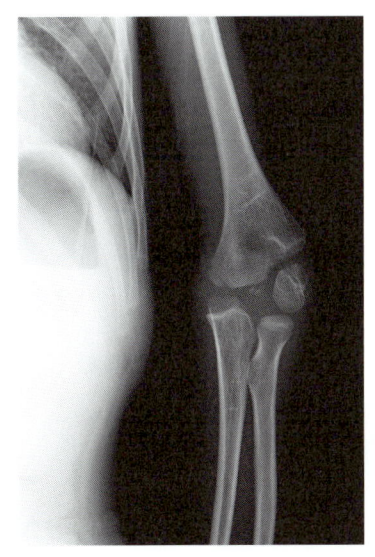

図 10-13　上腕骨外顆骨折
ソルター・ハリス Salter-Harris の分類のIV型で，骨折は回転転位を生じる．

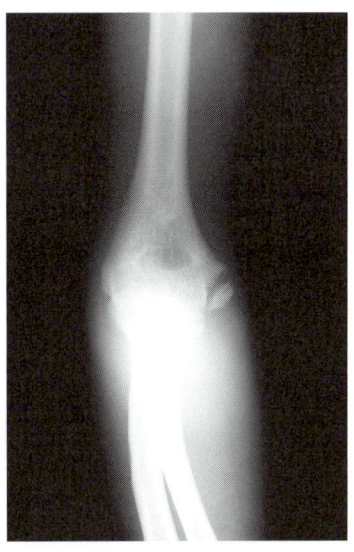

図 10-14　上腕骨内側上顆骨折
内側上顆の骨端核は肘周囲の骨端核のなかでもっとも長く残存する．男子では 18 歳，女子では 15 歳まで残存する．写真は受傷直後で，肘の伸展が不能であるため，前腕の輪郭が不明である．

B. 肘の外傷

1 診断のポイント

a. 問 診

受傷時の状況を聞く.
・肘を直接打った（肘頭骨折）.
・手を衝いて倒れ，肘関節が過伸展された（肘関節後方脱臼，尺骨鉤状突起骨折）.
・前腕回内位で手掌を衝いて転倒した（橈骨頭骨折，橈骨頸部骨折）（図10-15）.
・肘関節の外反・内反が強制された（内側側副靱帯損傷，外側側副靱帯損傷）.

a. 正面像

b. 側面像

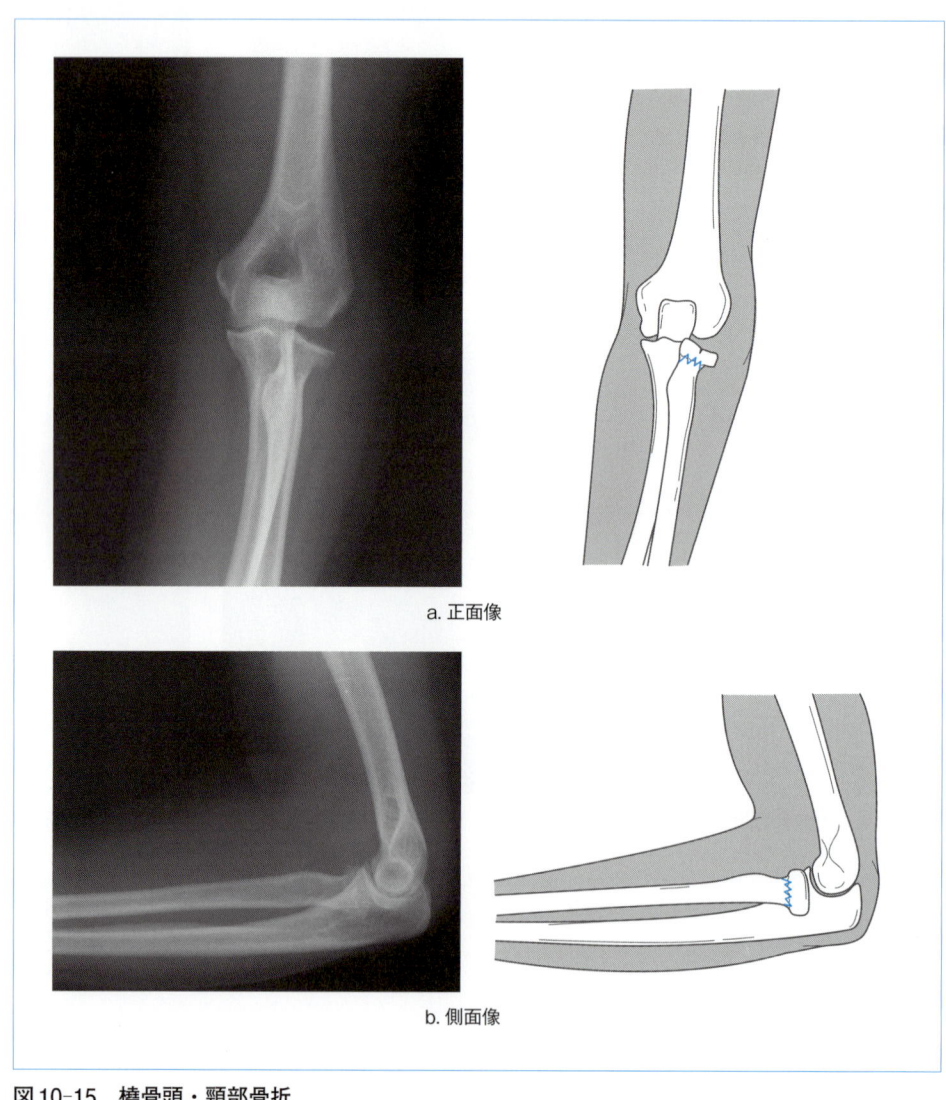

図10-15 橈骨頭・頸部骨折
前腕回内位で手を衝き，肘関節に外反力が働いて発生する．前腕の運動が障害される．

b. 観　察

肘の後方脱臼以外は，変形は一般に軽度である．
- 圧痛部位の正確な確認が必要である．
- 肘関節の可動域を調べる．
- 回内，回外もそっと調べる．
- X線撮影が必要であるが，橈骨頭骨折，橈骨頸部骨折など，X線像で骨折が不明瞭なこともある．

2 治療上のポイント

- 肘頭骨折は多くの場合，手術が必要で，整復して鋼線＋締結圧迫がなされるが，肘を強く曲げられないので屈曲60°くらいで固定する．尺骨神経麻痺に注意する．
- 尺骨鉤状突起骨折は，手術しても整復，固定が困難である．術後は強い屈曲位で固定するので，早めに伸展することが大事である．
- 橈骨小頭骨折，橈骨頸部骨折は徒手整復し，保存的治療を行う．

C. 前腕の骨折

1 診断のポイント

a. 問　診

どのような外力が加わったのか．
- 前腕部を強打した．
- 手掌を衝いて転倒した．
- 手背を衝いて転倒した．

b. 観　察

- 前腕骨骨幹部骨折は，橈骨と尺骨が平行に並んでいて間が狭いので，両骨が同時に骨折することが多く，単独損傷はまれである．
- モンテギア Monteggia 骨折（図10-16）は，尺骨骨折に橈骨頭の脱臼を伴ったもので，橈骨頭の脱臼を見逃さないことが肝要である．橈骨頭の脱臼の残存のため，橈骨神経の深枝である後骨間神経に麻痺を生じ，下垂指 drop finger を生じる．
- 橈骨骨幹部骨折に尺骨遠位の脱臼を伴ったものを，ガレアッチ Galeazzi（図10-17）骨折と呼ぶ．
- 尺骨単独の骨幹部の骨折を，パレ Parier 骨折と呼ぶ（図10-18）．
- 尺骨の骨幹部の疲労骨折を，リフティング骨折と呼ぶ（図10-19）．

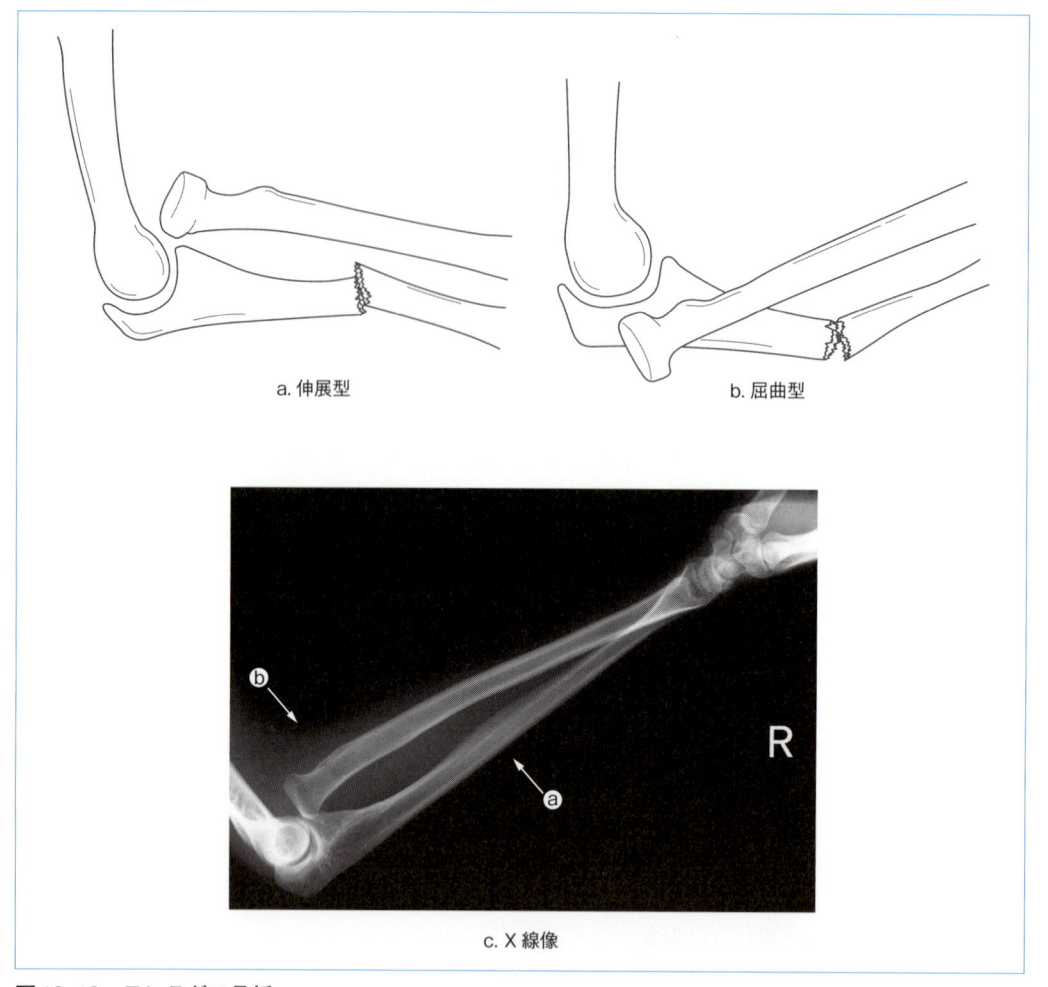

図10-16 モンテギア骨折
モンテギア骨折は伸展型(a)と屈曲型(b)に分類され，発生の多くは伸展型で，屈曲型よりも難治性である．症例のX線像(c)では，子どものときに受傷し(矢印ⓐ)，脱臼の残存がある(矢印ⓑ)．自己の自由意志により脱臼・整復ができ，可動域も正常で疼痛もないが，空手をしているときに突然脱臼するので困るという相談のため来院した．

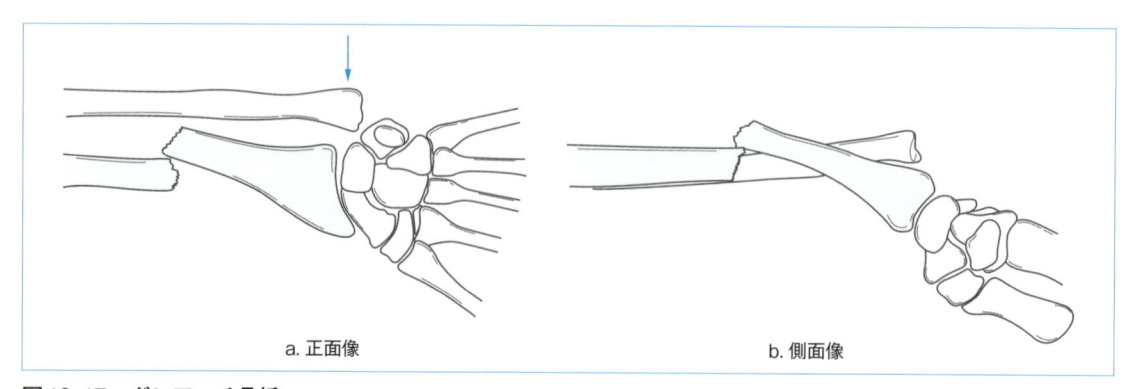

図10-17 ガレアッチ骨折
橈骨骨幹部中・下境界部付近の骨折と，遠位橈尺関節における尺骨頭の脱臼を合併したものである．尺骨頭は掌側と背側とに脱臼するが，背側に脱臼することが多い．

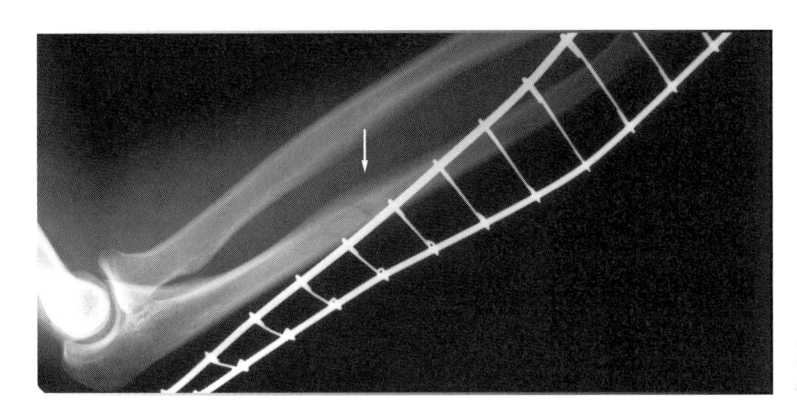

図10-18 パレ骨折
尺骨の中央部に骨折線を認める(矢印).

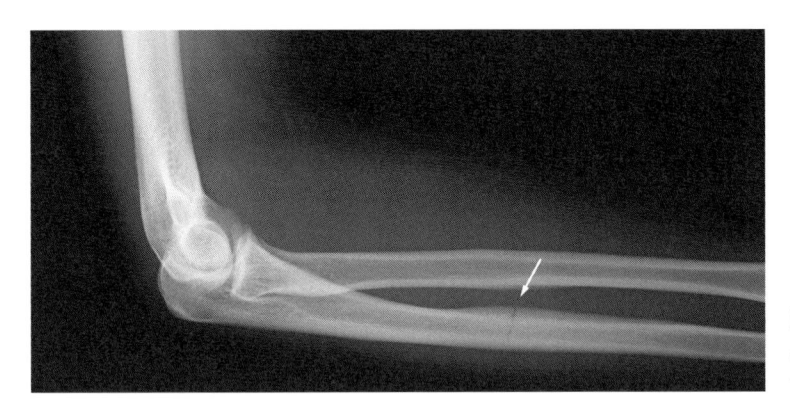

図10-19 リフティング骨折
尺骨の疲労骨折である(矢印).剣道や応援団の太鼓担当者に多くみられる.

2 治療上のポイント

　前腕骨折の保存的治療は難しい.回内筋の存在のため,整復位保持が困難である.円回内筋を考慮して固定肢位を決める.手術をしてもつながりにくい.
　また,前腕骨間膜が短縮して回外ができなくなるので,できるだけ早期に回外運動を開始する.
　【フォルクマン Volkmann 阻血性拘縮に要注意!】
　経過中で一番訴訟になりやすいのはフォルクマン阻血性拘縮で(図10-20),腫脹のため筋膜内の内圧が高まり,血流が途絶え酸素が送られないため筋の壊死をおこすものである.不可逆性で,筋はよみがえらない.受傷時の血管損傷や固定による圧迫も,原因とされている.
　指の蒼白・チアノーゼ,持続的な激痛,橈骨動脈の拍動の消失・減弱,指の麻痺,知覚障害など阻血5P症状(☞p.96)がみられた場合は,すぐに固定を除去しなければならない.特に激しい異常な疼痛の訴えには,注意が必要である.緊急に減圧を必要とし,ときには手術を要する.手術は皮膚と筋膜を切開して,減圧の処置をとる.神経麻痺も伴いやすい.

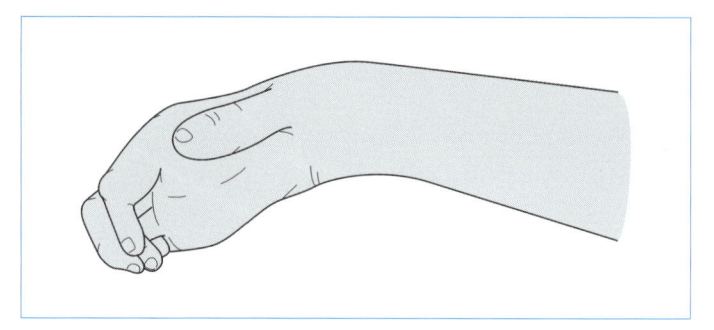

図 10-20　フォルクマン阻血性拘縮
前腕屈筋群の阻血性拘縮である．発生させないために，自宅で徴候がみられたときの対処法も説明するのが大事である．

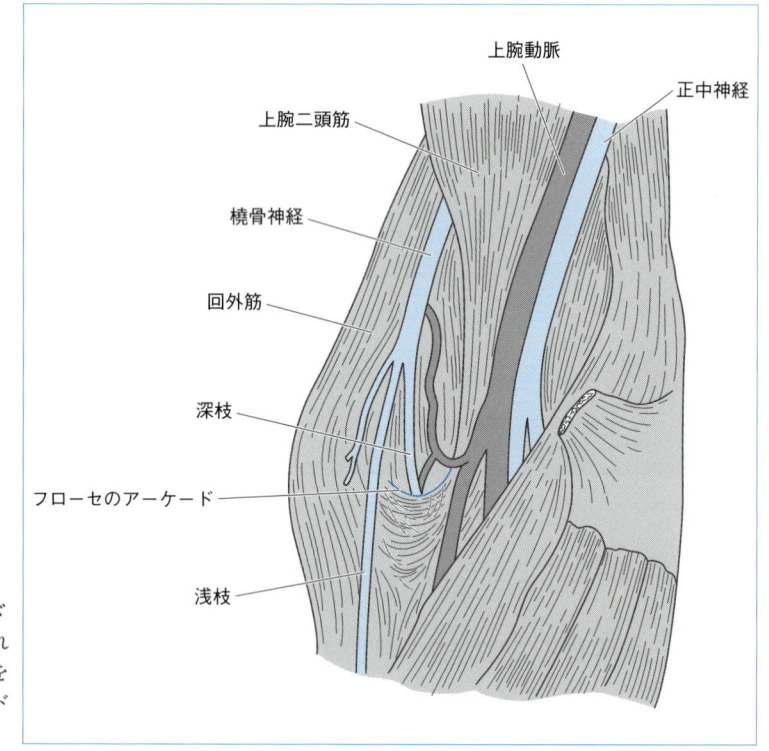

図 10-21　フローセのアーケード
回外筋は深層，浅層の2層に分かれており，浅層近位縁は腱性アーチをなしており，フローセのアーケードと呼ばれる．

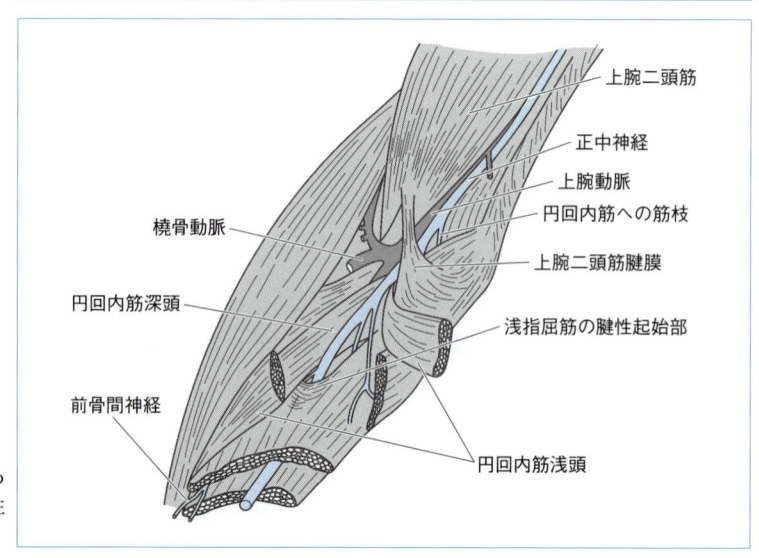

図 10-22　前骨間神経
正中神経から分枝した運動枝である．前骨間神経は，浅指屈筋の腱性起始部で絞扼されることが多い．

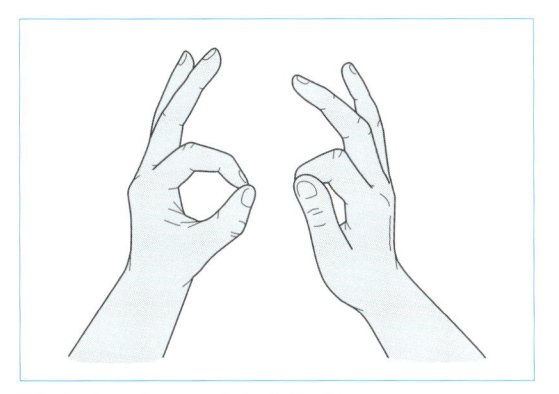

図10-23　パーフェクトOサイン
健側（左）ではきれいなOがつくられているが，患側（右）では正中神経麻痺のため短母指外転筋が麻痺し，きれいなOがつくれず不整がみられる．

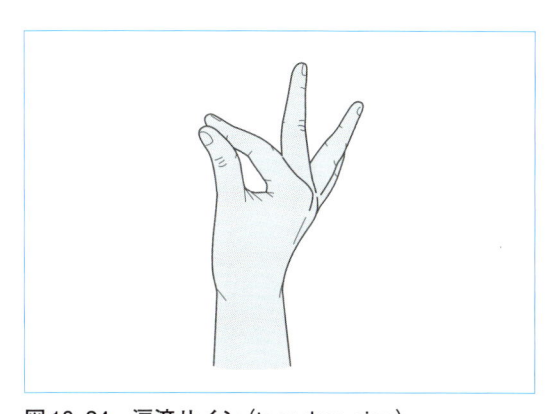

図10-24　涙滴サイン（tear drop sign）
正中神経の前骨間神経麻痺により母指IP関節の屈曲と示指DIP関節の屈曲が不能となり，その二指でOをつくろうとすると正中神経の前骨間神経麻痺により，母指IP関節の屈曲と示指DIP関節の屈曲が不能となり特徴的な形を呈する．

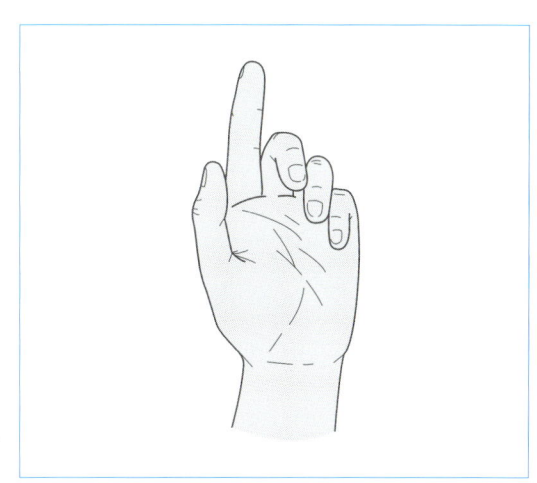

図10-25　プレイヤーズハンド（祈祷肢位，祈りの手）
正中神経の損傷により，長母指屈筋，母・示指の浅・深指屈筋が麻痺し，伸展位をとる．

D. 前腕部での絞扼性神経障害

1　後骨間神経麻痺（橈骨神経深枝）

　　回外筋症候群とも呼ばれる．橈骨神経深枝が入る回外筋腱弓であるフローセFrohseのアーケード（腱弓）（図10-21）での絞扼などでおこる．橈骨手根伸筋はすでに分枝しているため，手関節の背屈はできるが，基節骨の過伸展ができない下垂指を呈する．

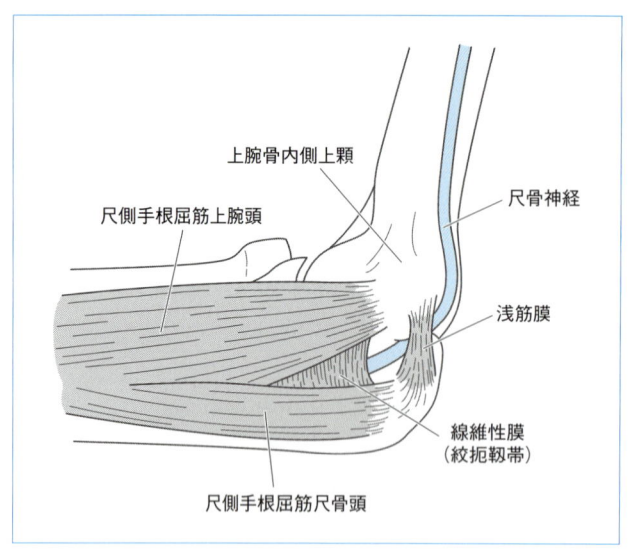

図10-26 肘部管症候群
尺側手根屈筋の上腕頭と尺骨頭の間にある線維性膜により絞扼される．基底部には尺側側副靱帯がある．

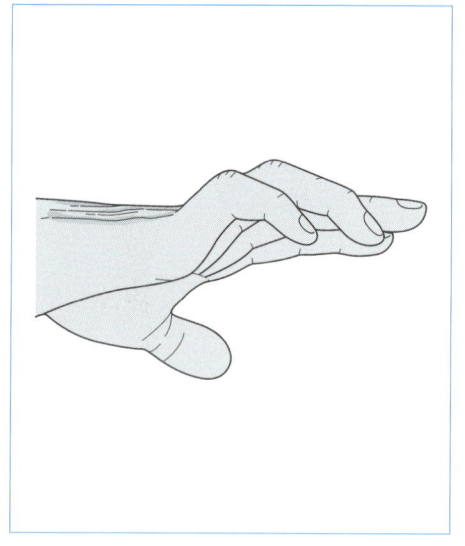

図10-27 鷲手変形
尺骨神経麻痺により，骨間筋，第3，4虫様筋の麻痺を生じる．そのため環指，小指ではMP関節過伸展，PIP，DIP関節屈曲位を呈する．

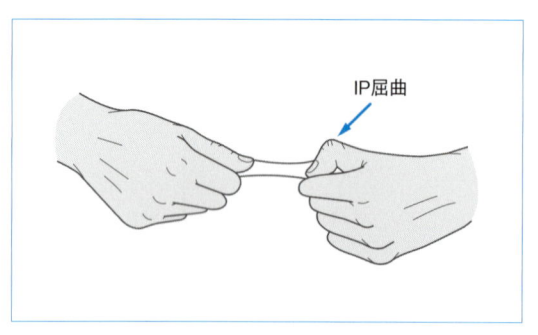

図10-28 フローメンサイン

2 前骨間神経麻痺（正中神経麻痺）

　　回内筋症候群とも呼ばれる．正中神経が上腕二頭筋腱膜，円回内筋浅層部の腱様組織，浅指屈筋腱弓で絞扼されておこる（図10-22）．ボーリングのやりすぎで生じる．母指・示指のDIP関節の屈曲が不能となる．
　　短母指外転筋の麻痺では母指と示指とできれいなOがつくれず，パーフェクトOサイン陽性となる（図10-23）．
　　母指と示指の屈曲ができないためきれいなOがつくれず涙滴状となったり（図10-24），祈祷師の手（プレイヤーズハンド）となる（図10-25）．

3 肘部管症候群（尺骨神経麻痺）

尺骨神経の肘部管部（上腕骨内側上顆後面にある尺骨神経溝部）での絞扼による神経障害をいう（図10-26）．

尺骨神経高位麻痺の症状を呈する．環・小指のDIP関節は過伸展，PIP・DIP関節は屈曲位を示す（鷲手（かぎ爪手，図10-27））．尺骨神経の損傷により母指内転筋が麻痺して，フローメンサイン陽性（図10-28）となる．図10-28のように紙を引っ張らせたときに，母指の内転筋力が低下しているため，それを補うために長母指屈筋が働き，IP関節を屈曲させる．また，尺側の手掌，手背の知覚障害，環指尺側と小指のしびれがみられる．

治療は尺骨神経の前方移行術が行われるが，肘にタオル等の緩衝物を置いて寝ると，しびれが取れることがある．

11 手，指の外傷に対するリスクマネージメント

■■■ はじめに ── 手，手指の構造 ■■■

a. 手，手指を構成する骨（図11-1）

1) 手関節を構成する骨

ここでは橈骨手根関節について述べる．橈骨の手根関節面と手根骨である舟状骨，月状骨，三角骨によって構成される関節である．橈骨の遠位端内側縁と尺骨茎状突起の間に，関節円板を有し，この関節円板と橈骨の手根関節面が，関節窩をつくる．そしてこの中に，関節頭となる近位列手根骨が関節する．橈骨手根関節では，掌屈，背屈，橈屈，尺屈の運動が行われる．

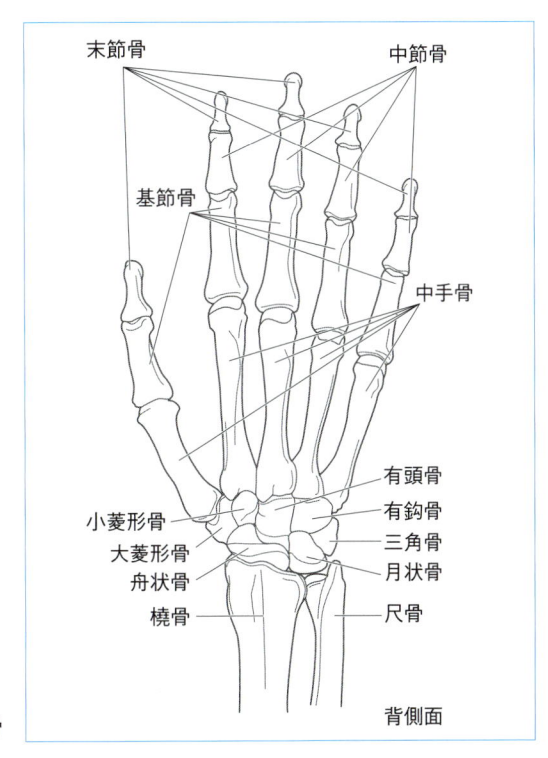

2) 手，手指を構成する骨

手，手指を構成する骨は，手根骨（舟状骨，月状骨，三角骨，豆状骨，大菱形骨，小菱形骨，有頭骨，有鈎骨）と，中手部に位置する中手骨，手指の骨である指骨（基節骨，中節骨，末節骨）からなる．手根骨の近位列（舟状骨，月状骨，三角骨）と遠位列（大菱形骨，小菱形骨，有頭骨，有鈎骨）の間を手根中央関節といい，手関節の掌屈，背屈運動に大きく関与する．その運動比は，

図11-1 手，手指を構成する骨

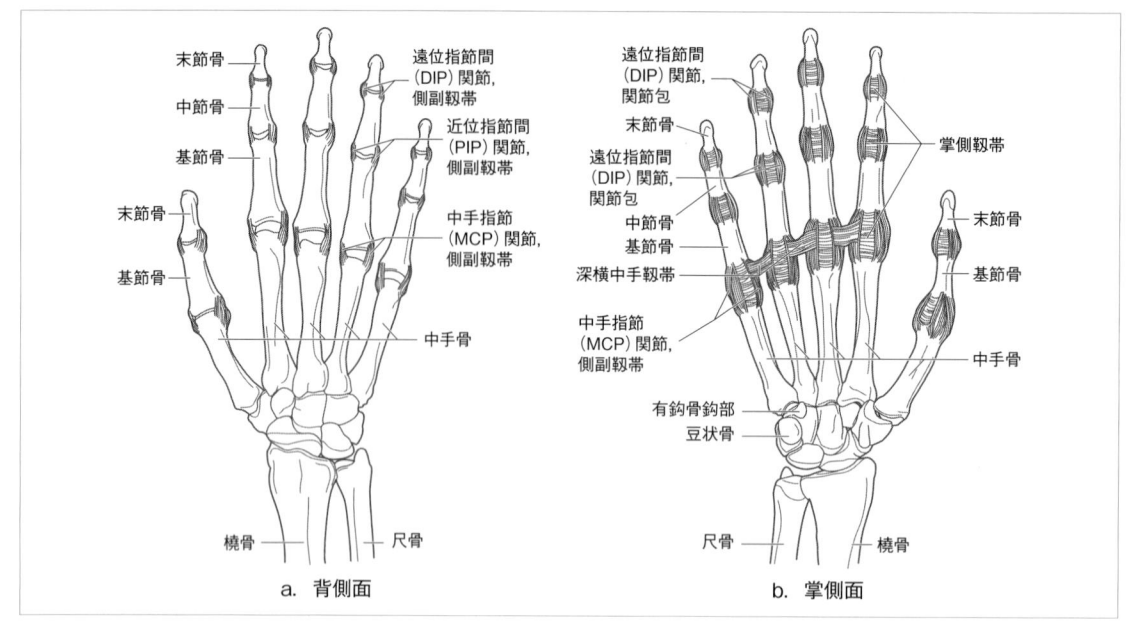

図11-2　手，手指の主な靭帯

最大掌屈時に橈骨手根関節40%，手根中央関節60%．最大背屈時に橈骨手根関節66.5%，手根中央関節33.5%程度動くとされる．

b. **手，手指の主な靭帯**（図11-2）

　　手指で最も靭帯損傷が多いのは，手指の関節（MP関節，PIP関節，DIP関節）である．手指の関節は，内側の内側側副靭帯，外側の外側側副靭帯，掌側の掌側靭帯により，それぞれ補強されている．

【掌側板（図11-3）】

　　手指の関節の掌側には，線維軟骨によってつくられた掌側板と呼ばれる組織がある．掌側板は，関節を構成する遠位骨の基部より近位方向へ，近位骨の骨頭を覆うようにできており，手指の掌側を補強し過伸展を防ぐ．

> 手指の関節
> 　MP関節（metacarpophalangeal joint：中手指節関節）
> 　PIP関節（proximal interphalangeal joint：近位指節間関節）
> 　DIP関節（distal interphalangeal joint：遠位指節間関節）

c. **手，手指の運動に関与する筋**

　1）**手関節の背屈に関与する主な筋**（図11-4）

　　手関節の背屈に関与する主な筋には，長橈側手根伸筋，短橈側手根伸筋，尺側手根伸筋などがある．長橈側手根伸筋は上腕骨外側上顆より起始し，第2中手骨底へ停止する．短橈側手根伸筋は上腕骨外側上顆より起始し，第3中手骨底へ停止する．尺側手根伸筋は上腕骨の外側上顆より

はじめに—手，手指の構造　93

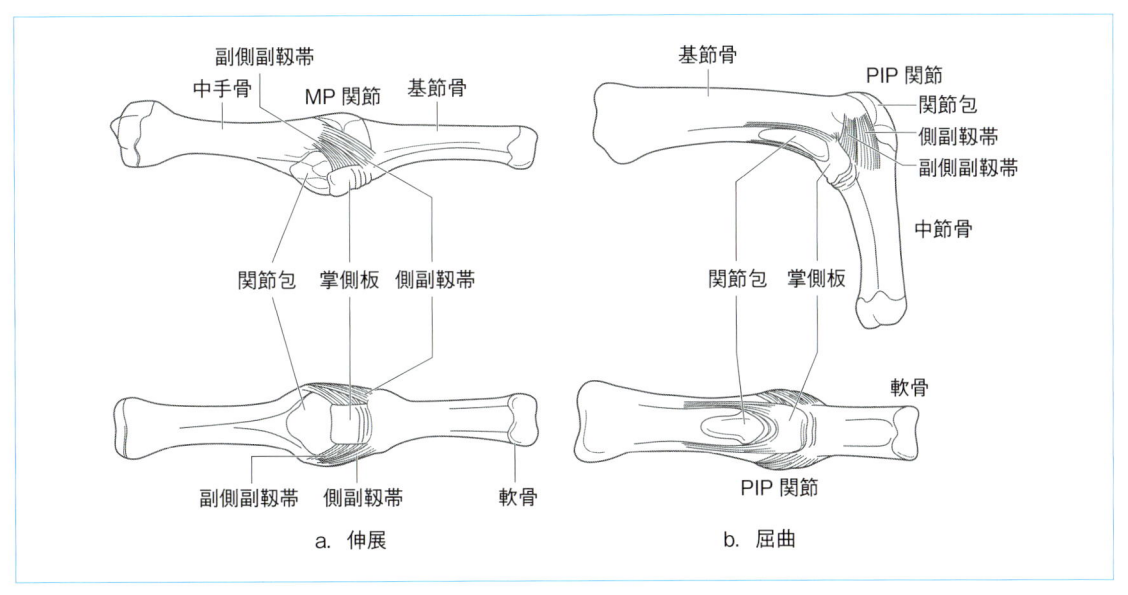

図11-3　掌側板

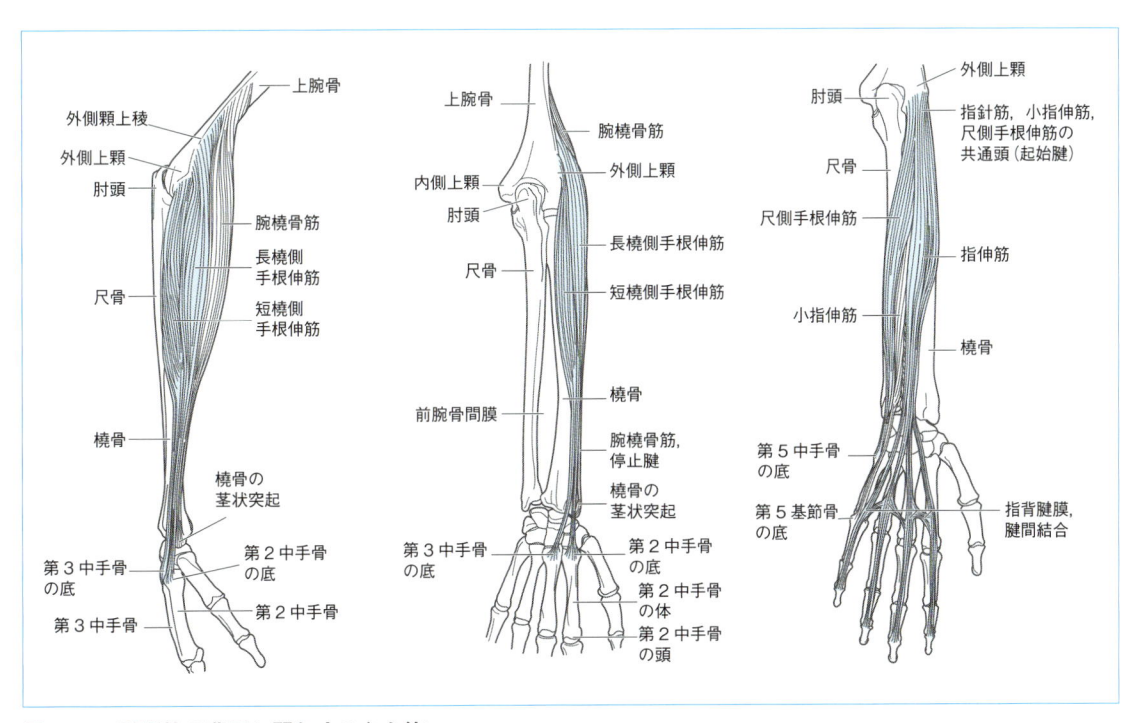

a. 伸展
b. 屈曲

図11-4　手関節の背屈に関与する主な筋

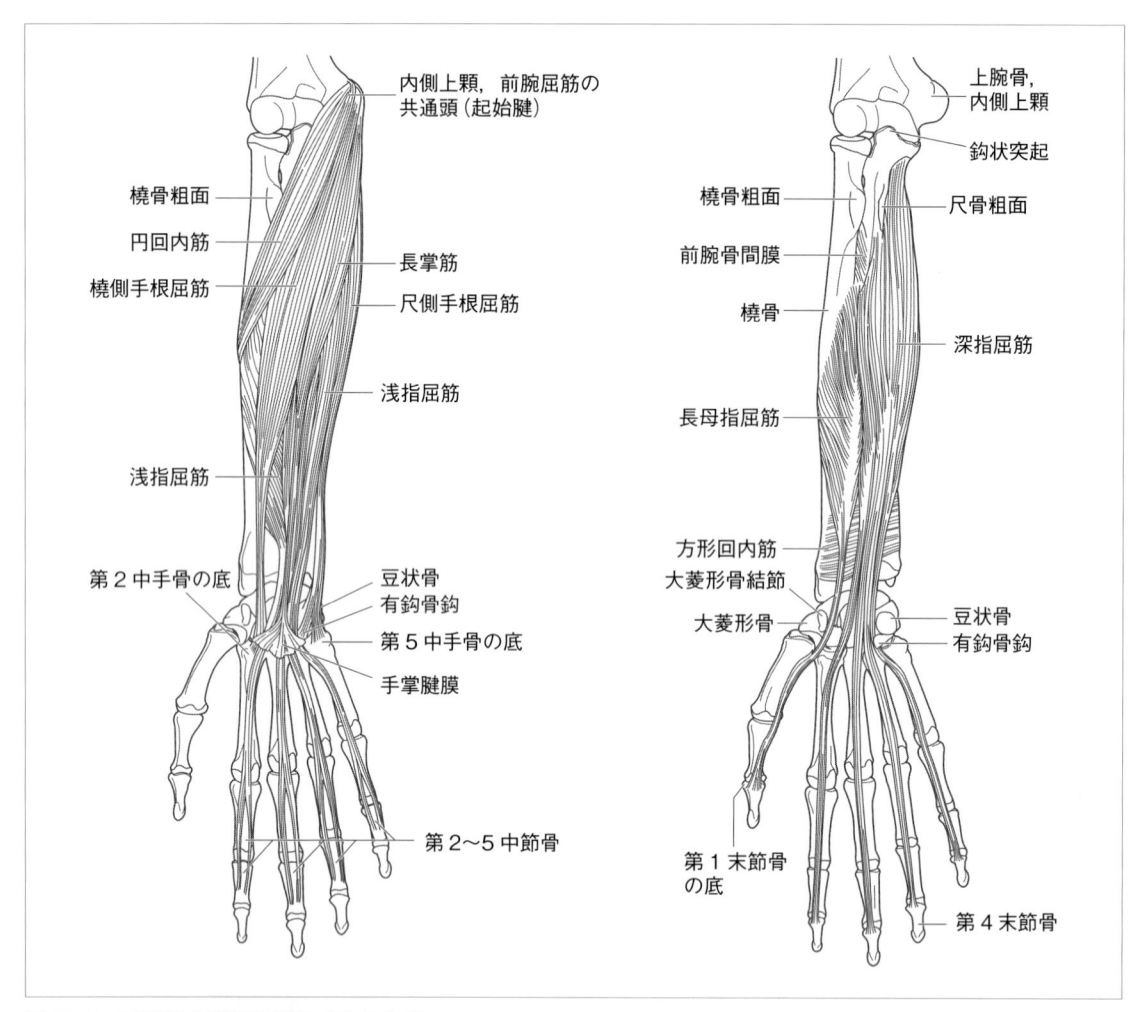

図11-5 手関節の掌屈に関与する主な筋

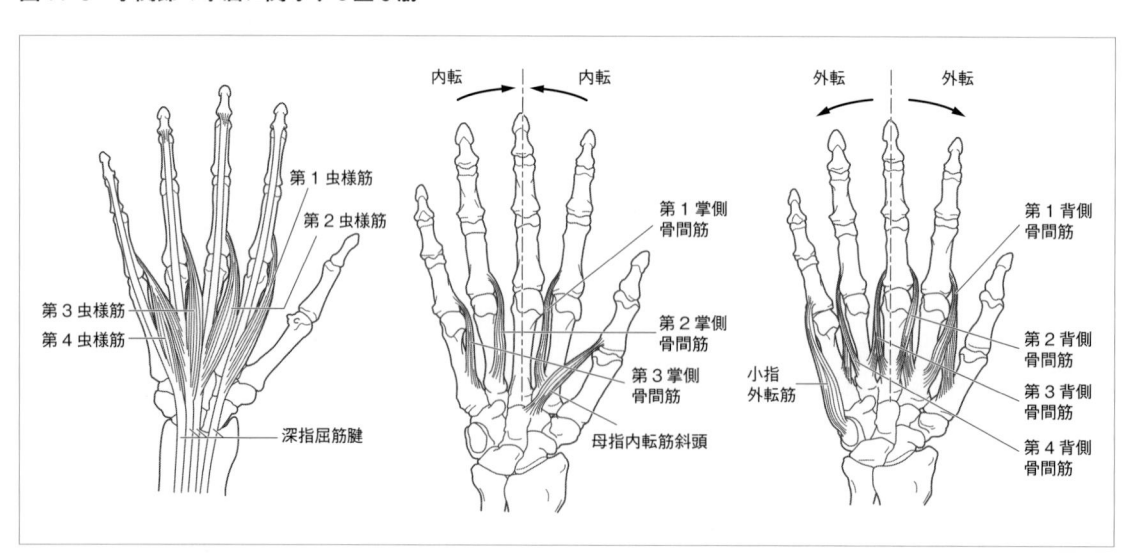

図11-6 手の内在筋

図11-7 指の伸展機構

起始し，第5中手骨底に停止する．

2) 手関節の掌屈に関与する主な筋（図11-5）

手関節の掌屈に関与する主な筋には，橈側手根屈筋，尺側手根屈筋，長掌筋などがある．橈側手根屈筋は上腕骨内側上顆より起始し，第2，3中手骨底に停止する．尺側手根屈筋は上腕骨内側上顆および尺骨上半分の後縁により起始し，豆状骨および第5中手骨底に停止する．長掌筋は上腕骨内側上顆より起始し，手関節部で屈筋支帯の上を通り，手掌腱膜へと移行する．

3) 手の内在筋（図11-6）

手指の屈曲に関与する主な筋は，長・短母指屈筋，深・浅指屈筋，虫様筋である．また，手指の内転には掌側骨間筋，母指内転筋，外転には背側骨間筋，長・短母指外転筋が関与する．

4) 指の伸展機構（図11-7）

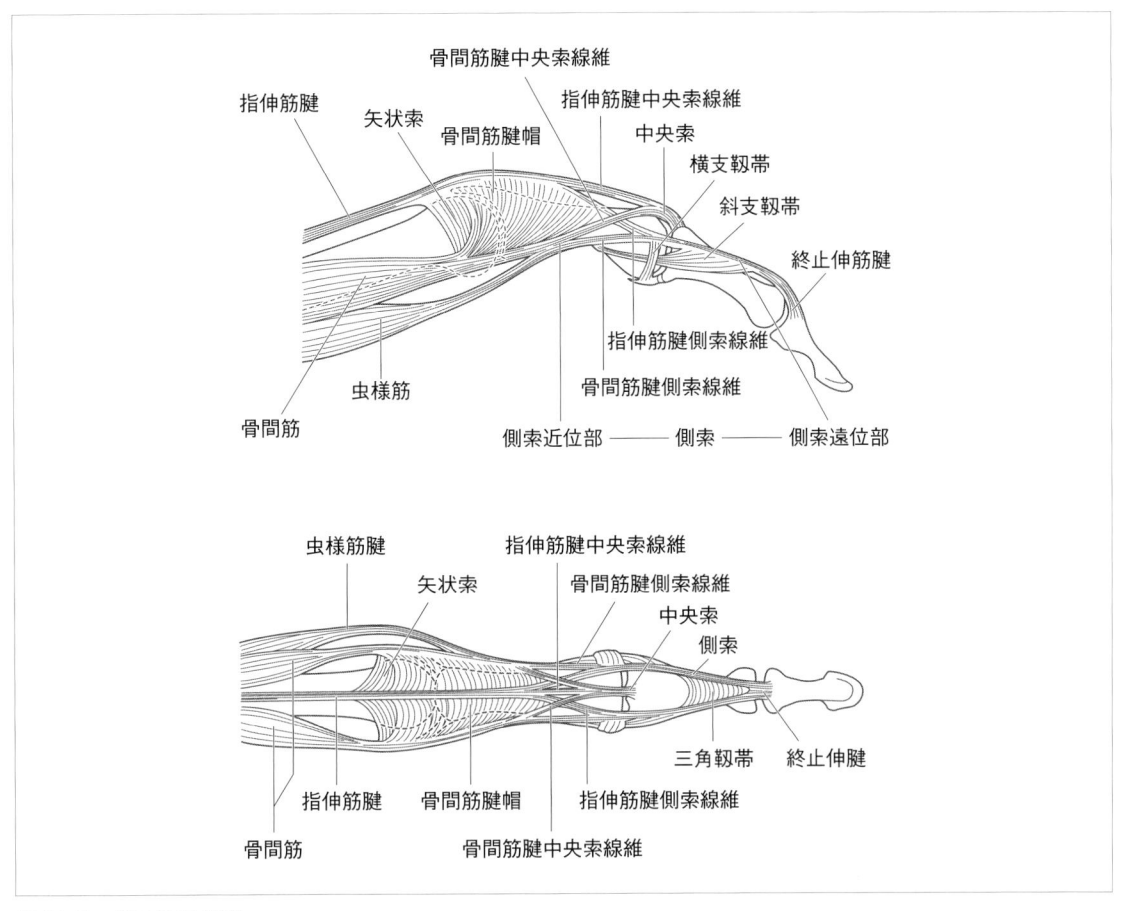

指の伸展機構は，複雑である．指の伸展の作用をもつ指伸筋は，上腕骨外側上顆より起始し扁平な4つの腱となり，第2～5指の中節骨と末節骨に停止する．このとき指伸筋腱はいくつにも分かれ，また虫様筋腱，骨間筋腱と結合しながら骨へ停止する．この結合する部分で指伸筋，骨間筋，虫様筋，骨間筋の腱がそれぞれ交錯し，指背腱膜をつくり，背面を覆う．

第11章 手，指の外傷に対するリスクマネージメント

1 診断のポイント

a. 問　診
- どこが痛むのか．
- どのような状況で突き指をしたのか．
- 指をどのように動かすと痛むのか．
- どのように手を衝いて転んだのか．

b. 観　察
- 指のどこが，どのように腫れているのか．
- 圧痛はどこにあるのか（正確な圧痛の確認のためには解剖学的知識が重要である）．
- 指の形はどうなのか（例：DIP関節屈曲，PIP関節過伸展＝マレットフィンガー）．
- 屈曲できるのか，伸展できるのか．

2 治療上のポイント

　　MP関節は伸展位で，逆にPIP関節は屈曲位で，固定を4週間以上行うと拘縮を生じ，MP関節は曲がらなくなり，PIP関節は伸びなくなる．

a. 橈骨遠位端骨折（図11-8）

　　約50％が関節外の定型的橈骨遠位端骨折で，フォーク背状変形（図11-9）をきたす．固定範囲は単関節固定と二関節固定とがあるが，いずれの場合も手部はMP関節より近位とし，MP関節の拘縮を予防する．背側シーネで安定性が得られれば安全なので，背側シーネ（図11-10）で治療するのがよい．

　　橈骨遠位端骨折の後遺症の1つに，反射性交感神経性ジストロフィー（RSD）がある．RSDは様々な外傷や疾病に続発し，原疾患に比べ異常に強い痛みと，血管運動，発汗，栄養障害などの他覚的所見を伴う原因不明の疾患である．橈骨遠位端骨折はRSDの好発部位に挙げられ，トラブルの原因となることがある．

【複合性局所疼痛症候群 complex regional pain syndrome（CRPS）】

　　様々な外傷，疾患に続発するため，従来では神経損傷を伴うものに続発するものをカウザルギー，神経損傷を伴わないものに続発するものをRSDとしてきたが，1994年国際疼痛学会（IASP）はそれまでのカウザルギーとRSDを複合性局所疼痛症候群と総称した．

　　従来RSDには，①関節拘縮，②骨の萎縮，③皮膚の変化（皮膚萎縮，皮膚温の変化，発汗異常）により診断されていたが，IASPにより細分化され診断基準がいくつか提唱されている．しかし，わが国では米国と比べまれな疾患であることや，労働災害や事故後に発症することが多く，医師がRSD（CRPS）という病名を様々な意味合いで用いることから，厚生労働省CRPS研究班が発足し，わが国独自の診断基準が提唱された（表11-1）．

　　上腕よりの固定のときは，肘での尺骨神経麻痺（小指のしびれ）に注意する．固定がきつすぎて循環障害をきたさないように，激しい疼痛がみられたときには循環障害を疑い，5P徴候（疼痛

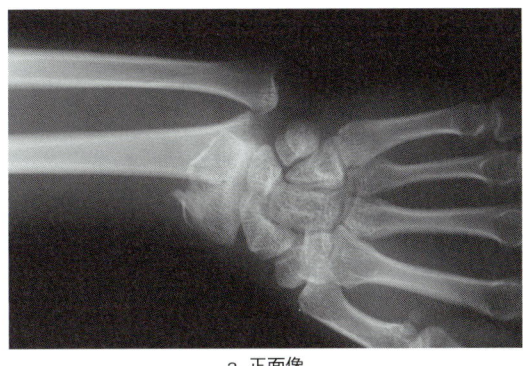

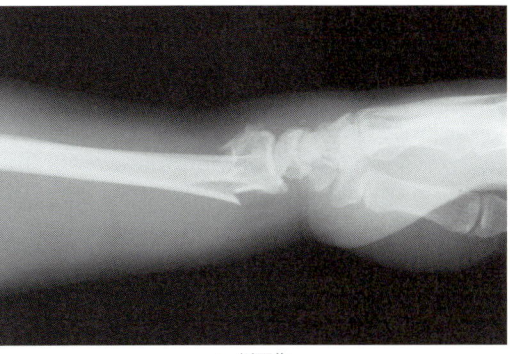

a. 正面像　　　　　　　　　　　　　　　b. 側面像

図11-8　定型的橈骨遠位端骨折
末梢骨片が背側に転位する伸展型をコーレス骨折，掌側に転位する屈曲型骨折をスミス骨折といい，伸展型のほうが定型的である．

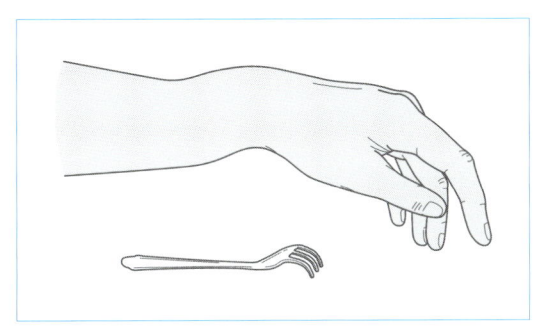

図11-9　フォーク背状変形
コーレス骨折では，転位により特徴的な変形をみる．

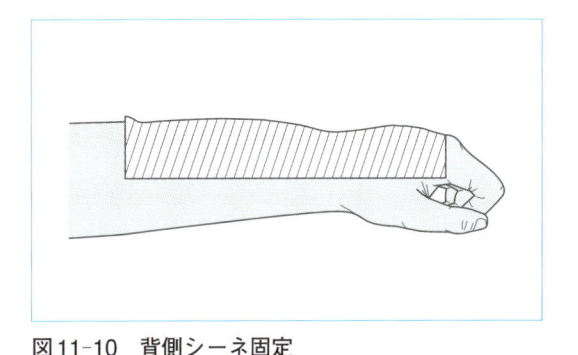

図11-10　背側シーネ固定
アルミシーネを使用するか，ギプスを全周に巻いた後に半分にカットし，その背側のみをシーネとして使用する．

表11-1　厚生労働省複合性局所疼痛症候群（CRPS）研究班によって提唱された臨床用日本版CRPS判定指標

A　病気のいずれかの時期に，以下の<u>自覚症状のうち2項目以上</u>該当すること． 　　　ただし，それぞれの項目内のいずれかの症状を満たせばよい． 　1．皮膚・爪・毛のうちいずれかに萎縮性変化 　2．関節可動域制限 　3．持続性ないしは不釣り合いな痛み，しびれたような針で刺すような痛み（患者が自発的に述べる），知覚過敏 　4．発汗の亢進ないしは低下 　5．浮腫 B　診察時において，以下の<u>他覚所見の項目を2項目以上</u>該当すること． 　1．皮膚・爪・毛のうちいずれかに萎縮性変化 　2．関節可動域制限 　3．アロディニア（触刺激ないしは熱刺激による）ないしは痛覚過敏（ピンプリンク） 　4．発汗の亢進ないしは低下 　5．浮腫 ※　但し書き1 　　　1994年のIASP（国際疼痛学会）のCRPS診断基準を満たし，複数の専門医がCRPSと分類することを妥当とした患者群と，四肢の痛みを有するCRPS以外の患者とを弁別する指標である．臨床用判定指標を用いることにより感度82.6％，特異度78.8％で判定でき，研究用判定指標により感度59％，特異度91.8％で判定できる．

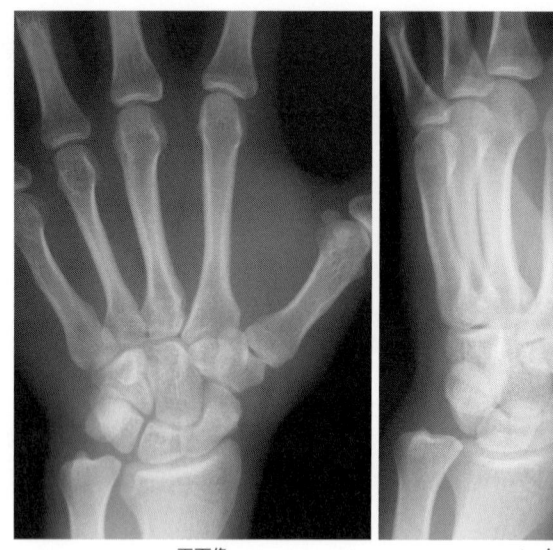

図11-11 舟状骨骨折

a. 正面像　　　b. 斜位像

舟状骨骨折では，正面像で骨折線を認めないことが多く，斜位などの多方向からの撮影が必要である．この症例は受傷後数週間が経過しているため，斜位像にて骨折線を認めるが，受傷直後では認めないことも多い．

pain，蒼白 paleness，脈拍消失 pulselessness，知覚異常 paresthesia，麻痺 paralysis）の有無を確認する．

b. 手根骨骨折

1）手の舟状骨骨折（図11-11）

X線に骨折線がうつらないこともあるので，見落とさないことが大事である．手を衝いて転んで運動制限があり，タバコ穴（長母指伸筋腱と短母指伸筋腱と橈骨下端でできるくぼみ）の圧痛があれば，舟状骨骨折である（図11-12）．患者には血管の走行上，偽関節になりがちなことを説明する．

2）有鉤骨鉤部骨折

野球のバットやテニスのラケットなどを握ることによる疲労骨折としてみられる．X線像で見落としやすい．圧痛の場所を図11-13に示す．

c. 中手骨骨折

1）中手骨骨幹部骨折（図11-14）

MP関節が伸展位だと拘縮が生じやすい．背側から固定し，指を動かし，使用しながら治す．

2）ボクサー骨折（図11-15）

第5中手骨の遠位骨幹端の骨折である．45°位屈曲変形する．拳を握ったときの突出が消失する．

3）ベネット骨折（図11-16）

第1中手骨基部関節内の骨折で，約50％は手術を要する．保存的治療では，牽引と圧迫で整復する．

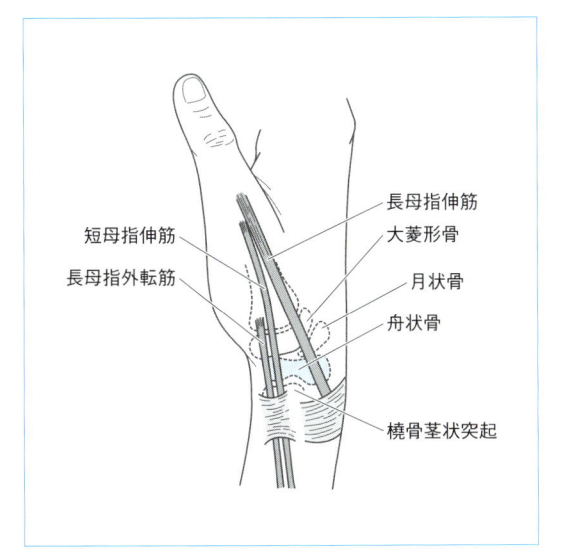

図11-12 タバコ窩（タバチュール，snuff box）
正確に触れることが重要で，橈骨遠位端骨折との鑑別に有効である．

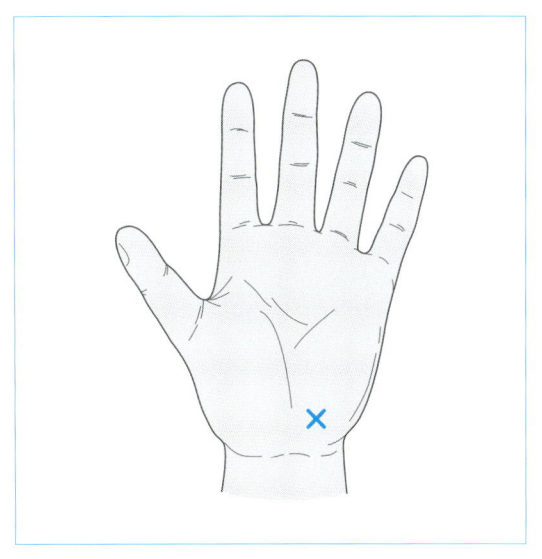

図11-13 有鈎骨鈎部骨折の圧痛部位
豆状骨より3cmほど内上方に触れる．

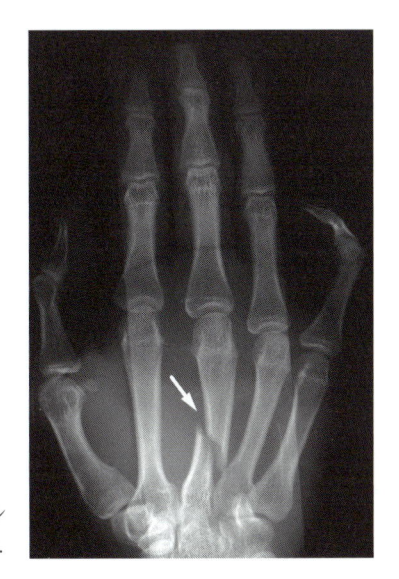

図11-14 中手骨骨幹部骨折
捻転転位の残存は，オーバーラッピングフィンガーを生じるため注意を要する．

【アルフェンス固定上の注意】
　　長期の固定は，水疱や褥創を形成することがあるので注意する．

d. **基節骨骨折**（図11-17）
　　1本の指だけ固定しようとすると，変形をきたしやすい．
　　回旋転位の残存にも注意する．MP関節の拘縮を，絶対にきたさないようにする．

e. **中節骨基部の裂離骨折**（図11-18）
　　内外側の靱帯の過伸展による小さな裂離骨折で，治療は過伸展を防止し，指を曲げながら治

a. 正面像

b. 側面像

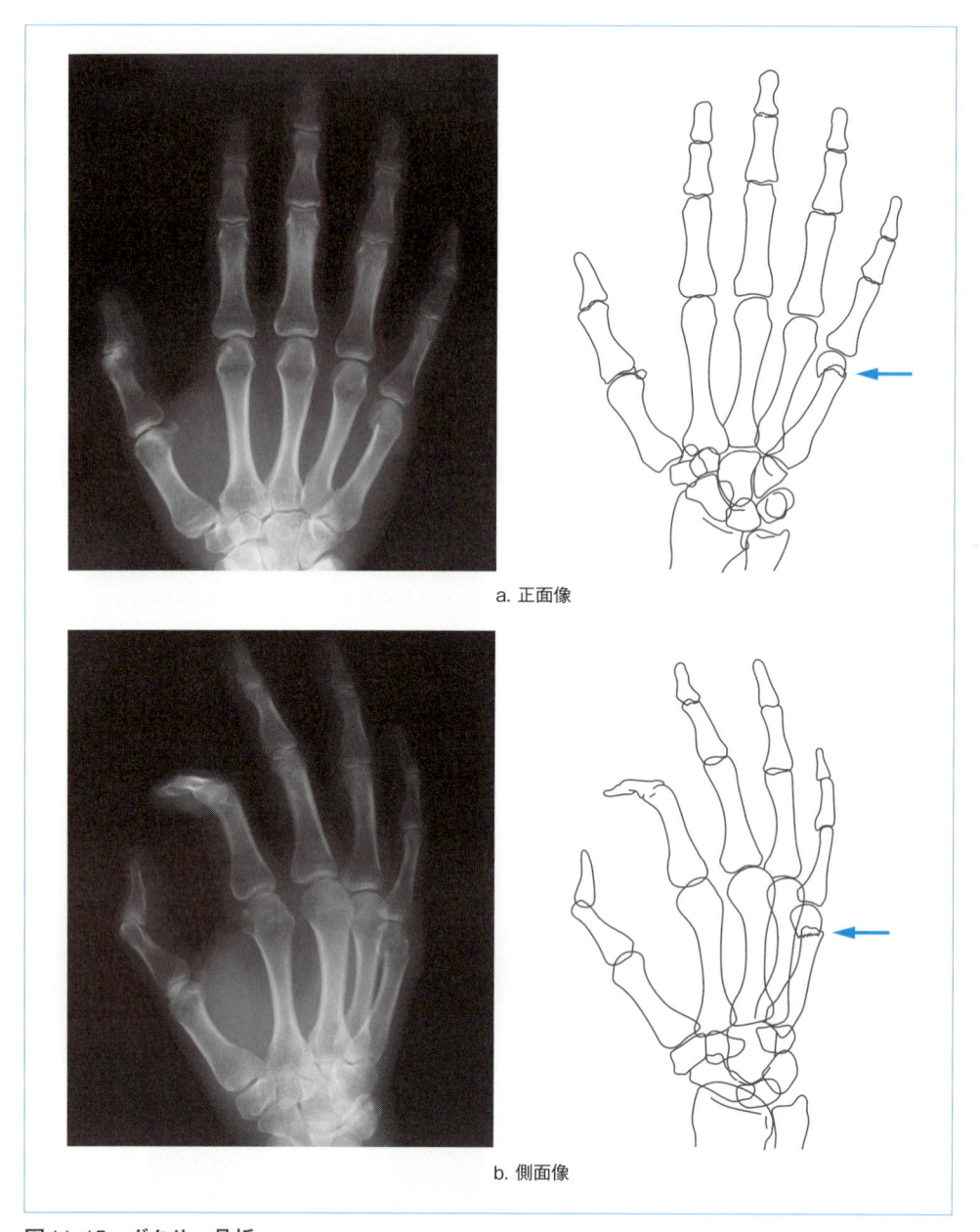

図11-15 ボクサー骨折
中手骨頸部骨折であり，環・小指に好発する．骨片は屈曲し背側凸の変形をきたすため，骨折している中手骨のナックルが消失してみえる．

す．テーピングがよい．

f. **中節骨骨幹部の骨折**（図11-19）

変形治癒は目立つので，十分に注意する．指の運動を妨げないように，背側中心に側面まで固定する．

2 治療上のポイント 101

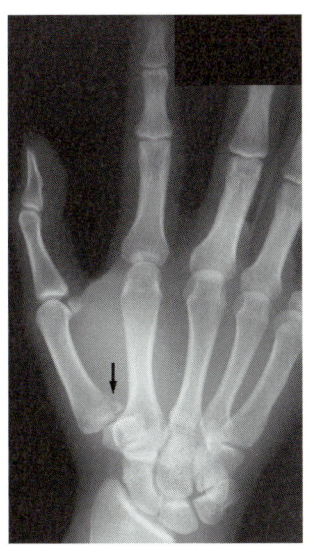

図11-16 ベネット骨折
第1中手骨掌尺側の脱臼骨折である．骨片は長母指外転筋により背橈側に転位し，母指内転筋により内転位をとる．

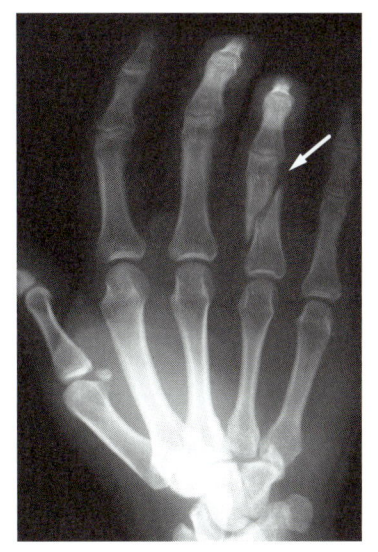

図11-17 基節骨骨折
斜骨折や螺旋状骨折だけでなく，横骨折でも掌側凸の変形をきたす．

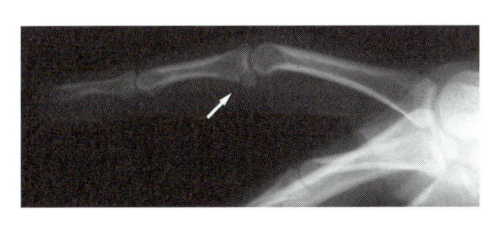

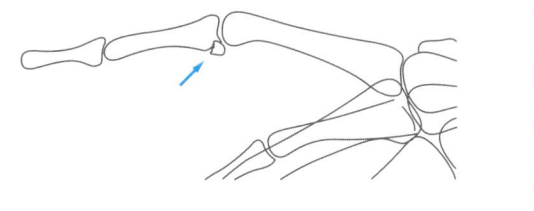

図11-18 中節骨基部裂離骨折
PIP関節の過伸展により生じる．

図11-19 中節骨骨折
a. 浅指屈筋腱付着部より遠位の骨折．近位骨片が浅指屈筋に引かれ，掌側凸の変形をきたす．
b. 浅指屈筋腱付着部より近位の骨折．遠位骨片が浅指屈筋に引かれ，背側凸の変形をきたす．

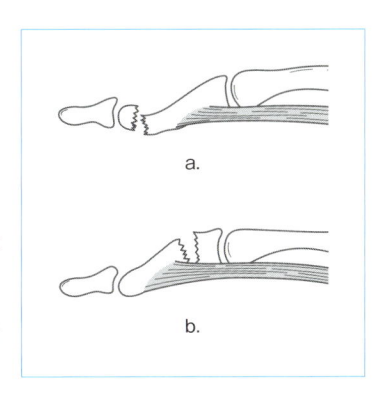

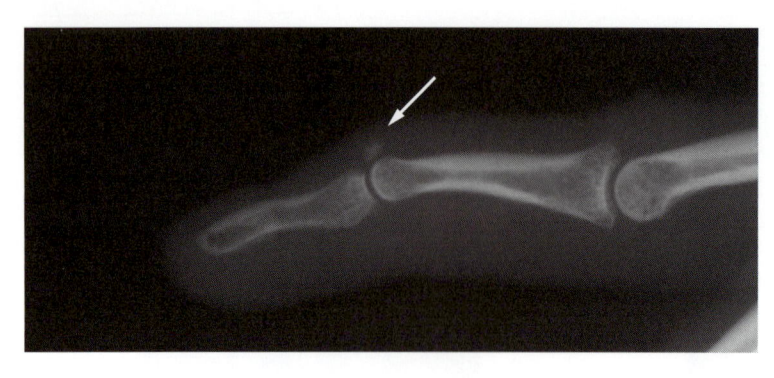

図 11-20　末節骨裂離骨折
DIP関節の過屈曲により，終末腱の付着部に裂離骨折を生じ，DIP関節の伸展が不能となる．

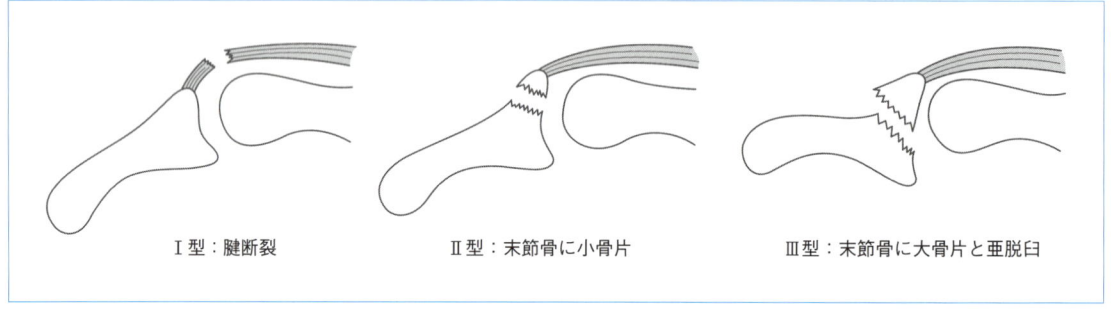

Ⅰ型：腱断裂　　Ⅱ型：末節骨に小骨片　　Ⅲ型：末節骨に大骨片と亜脱臼

図 11-21　マレットフィンガーの分類

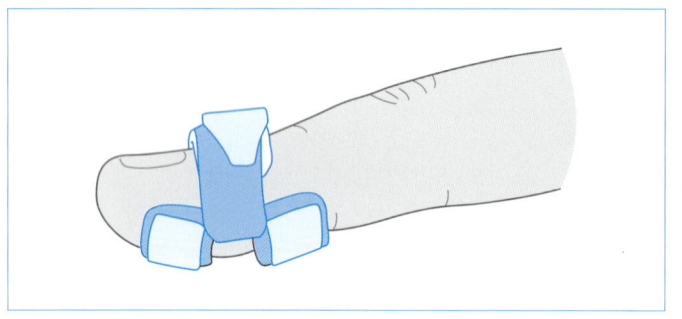

図 11-22　ミニチュアスプリント固定
マジックテープにより着脱が可能で簡単だが，治療時にDIP関節が屈曲しないように注意する．また，患者が勝手に外さないように指導する．

g. マレットフィンガー（槌指）

通常突き指で発生し，DIP関節が伸展できない．末節骨の裂離骨折（図11-20），または終末腱断裂のためにおこる（図11-21）．ミニチュアスプリントを用いて，DIP関節を過伸展位で固定する（図11-22）．固定時の強い圧迫は，皮膚壊死を生じる．

h. 手部での絞扼性神経障害

1）手根管症候群（正中神経麻痺）（図11-23）

手指のしびれ・疼痛が初期症状，あるいは主訴のことが多い．これらは夜間増強することが多く，しびれや痛みのために目をさまし，手を振ることで楽になることが多い．初期にはみられない母指球筋の萎縮や筋力低下（猿手）が，時間の経過とともに出現する．

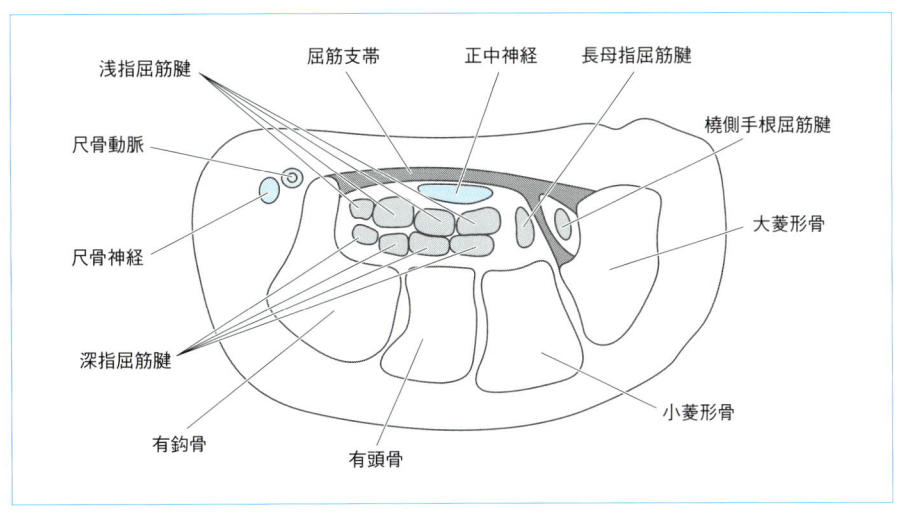

図11-23 手根管
手根骨と屈筋支帯によりつくられた手根管の中を，正中神経，浅・深指屈筋が通る．

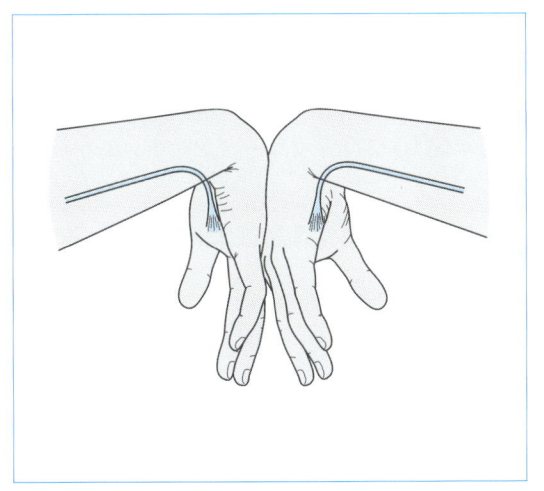

図11-24 ファーレンテスト
掌屈を強制することにより，正中神経をさらに絞扼して，指のしびれや痛みを誘発する．

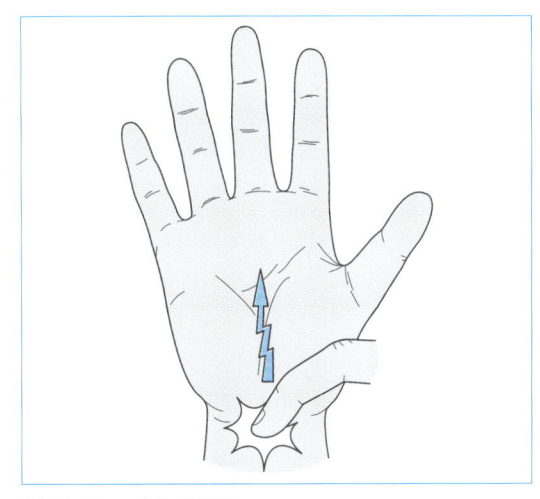

図11-25 チネル徴候
掌側を軽く連続的に叩打し，母指から環指のいずれかへ明確に放散するしびれ感を訴えれば陽性である．

【診断テスト】
　a）ファーレン Phalen テスト（図11-24）：手関節を1分間，最大掌屈位にした際に，正中神経支配領域の知覚異常が増強するものを陽性とする．
　b）チネル Tinel 徴候（図11-25）：手関節掌側で正中神経の直上を軽く叩打した際に，手指（正中神経支配領域の指尖）に放散痛がおこる．
　2）前骨間神経麻痺（正中神経麻痺）
　プレイヤーズハンド（祈りの手，☞図10-25）を呈する．

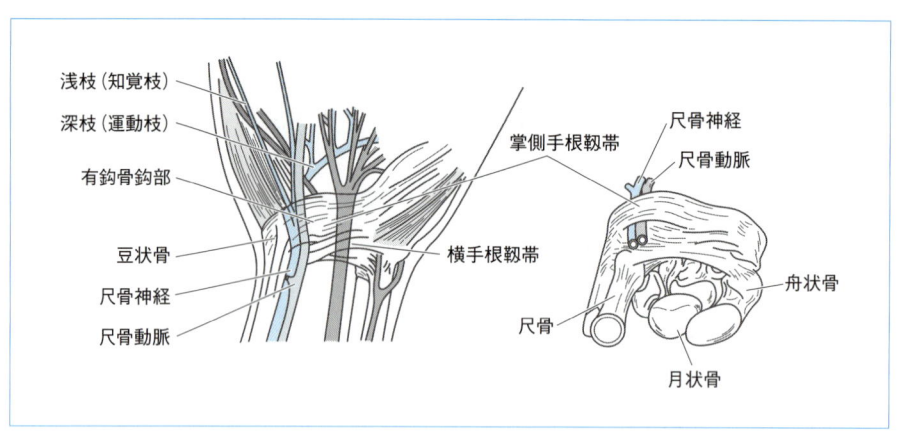

図 11-26　ギヨン管
底面を横手根靱帯に，上面を掌側手根靱帯に，外面を豆状骨に，内面を有鈎骨に囲まれる．この中を尺骨神経と尺骨動脈が通る．

3）ギヨン Guyon 管症候群（尺骨神経麻痺）（図 11-26）

豆状骨と有鈎骨の間のギヨン管内での絞扼による尺骨神経の麻痺をいう．

尺骨神経深枝の麻痺の場合，母指内転筋，掌側・背側骨間筋，第 3・4 虫様筋，小指対立筋，小指外転筋，短小指屈筋の麻痺がおこり，鷲手変形（☞図 10-27）やフローメンサイン陽性（☞図 10-28）を呈する．

尺骨神経浅枝の麻痺の場合は，環指（尺側半），小指の掌側の知覚異常（しびれ，疼痛，知覚鈍麻）がおこる．

12 股関節周囲の外傷に対するリスクマネージメント

■■■ はじめに ── 股関節の構造 ■■■

a. 股関節を構成する骨（図12-1）

　　股関節は，寛骨の寛骨臼と大腿骨の大腿骨頭によって構成される．大腿骨頭は球状で球関節に分類される．

　　寛骨臼縁には線維軟骨性の関節唇があり，寛骨臼の深さをさらに深くし，大腿骨頭をすっぽりと包みこんでいる．

b. 股関節の主な靱帯（図12-2）

　　股関節の主な靱帯には，大腿骨頭靱帯，腸骨大腿靱帯，恥骨大腿靱帯，坐骨大腿靱帯がある．

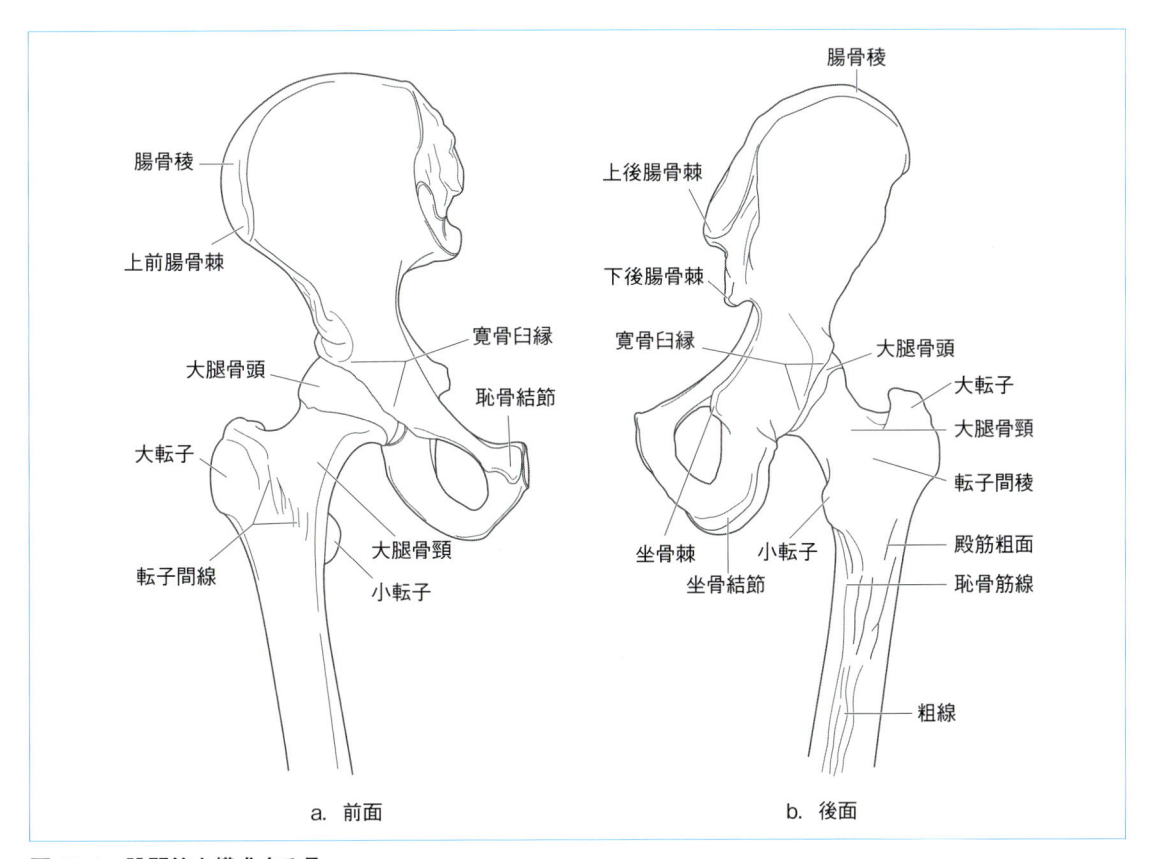

図12-1　股関節を構成する骨

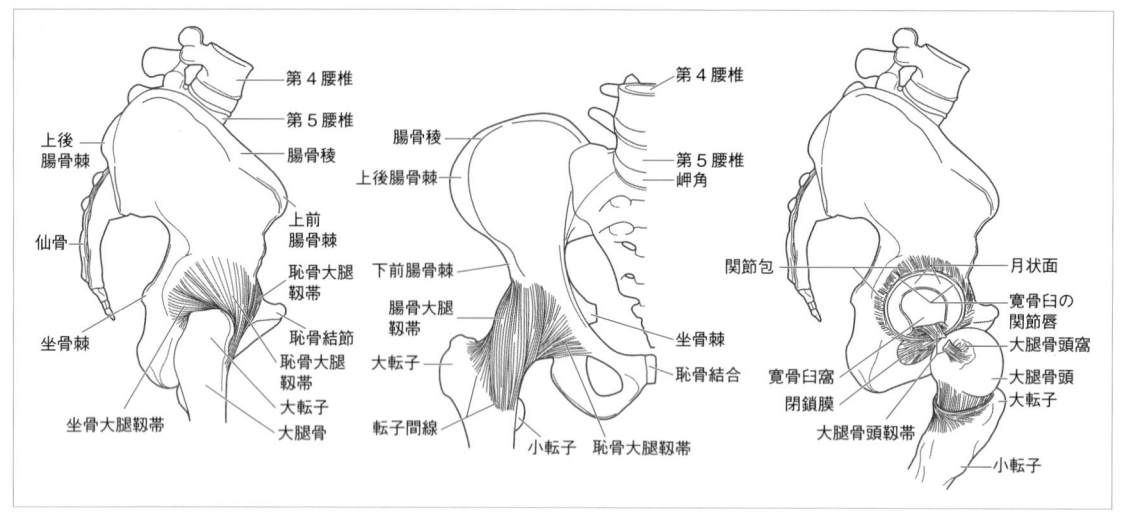

図12-2　股関節の主な靱帯

1) 大腿骨頭靱帯

大腿骨頭靱帯は，大腿骨頭窩からおこり寛骨臼窩に付着する．大腿骨頭と寛骨臼とを連結する役割をもつ．またその靱帯の中に動脈が通っており，その血管により大腿骨頭は栄養されている．

2) 腸骨大腿靱帯

腸骨大腿靱帯は，下前腸骨棘と寛骨臼上縁からおこり大腿骨前面の転子間線に付着する．非常に強靱で人体最強の靱帯ともいわれ，関節の前面を補強している．またその形状より，Y靱帯とも呼ばれる．

3) 恥骨大腿靱帯

恥骨大腿靱帯は，寛骨臼縁の恥骨部と恥骨上枝から小転子へ付着する．腸骨大腿靱帯と同じく，関節の前面を補強している．腸骨大腿靱帯の内側に位置し，腸骨大腿靱帯と合わせるとN字型となる．

4) 坐骨大腿靱帯

坐骨大腿靱帯は，寛骨臼縁の坐骨部から転子窩へ付着する．関節の後方を補強する．

c. 股関節周囲の滑液包

滑液包は前述したように骨と筋，腱などの摩擦が生じやすい場所において，その摩擦を軽減するためにある．股関節の周囲にも多数の滑液包が存在するが，大転子と大殿筋の間に転子下包という滑液包があり，この滑液包が炎症をきたすことがある．

d. 股関節の運動に関与する主な筋（図12-3）

1) 股関節の屈曲に関与する主な筋

股関節の屈曲に関与する主な筋には，腸腰筋，大腿四頭筋（大腿直筋），縫工筋，薄筋がある．このうち大腿四頭筋（大腿直筋），縫工筋，薄筋は2関節筋で，股関節と膝関節の運動に関与する．腸腰筋は，腸骨筋と大腰筋よりなる．腸骨筋は腸骨窩より，大腰筋は腰椎の椎体および横突起（肋骨突起）より起始し，ともに大腿骨小転子に停止する．大腿四頭筋のうち大腿直筋は，下前腸骨

はじめに—股関節の構造　107

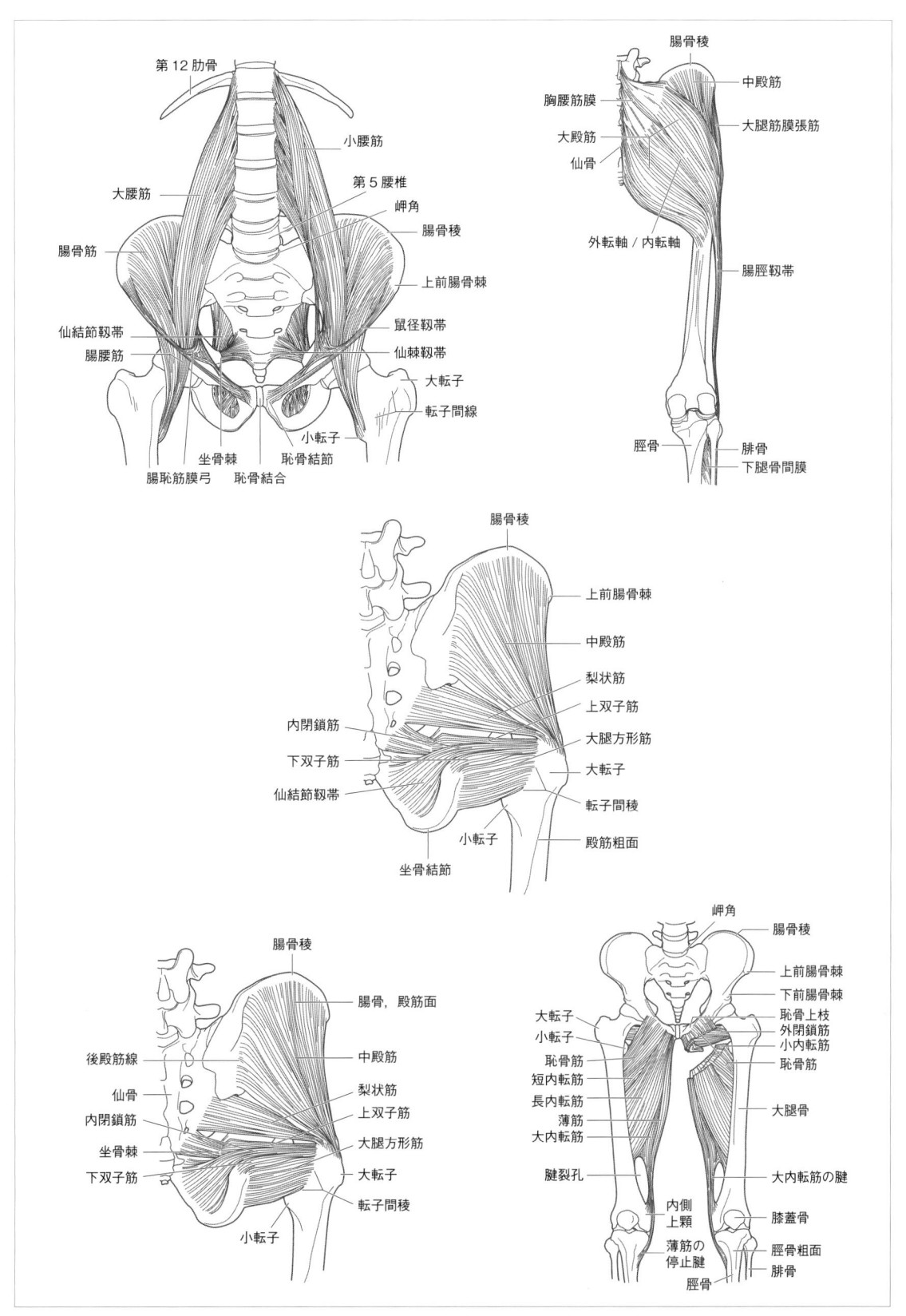

図12-3　股関節の運動に関する主な筋

棘より起始し，脛骨粗面へ停止し，股関節の屈曲と膝関節の伸展に関与する．縫工筋は上前腸骨棘より起始し，脛骨粗面の内側に停止し，股関節を屈曲，外転，外旋させ，膝関節を屈曲させる．薄筋は恥骨下肢の前面より起始し，脛骨粗面の内側へ停止し，股関節と膝関節を屈曲させる．

2）股関節の伸展に関与する主な筋

股関節の伸展に関与する主な筋には，大殿筋，大腿二頭筋，半腱様筋，半膜様筋がある．大殿筋は腸骨後面および仙骨，尾骨の後面より起始し，大腿骨殿筋粗面に停止するが，一部は腸脛靱帯へと移行する．

3）股関節の外転に関与する主な筋

股関節の外転に関与する主な筋には，中殿筋，小殿筋がある．これらはともに腸骨翼の外面より起始し，大腿骨大転子に停止する．

4）股関節の内転に関与する主な筋

股関節の内転に関与する主な筋は，内転筋群と呼ばれる長内転筋，短内転筋，大内転筋である．長内転筋は恥骨体前面より起始し，大腿骨粗線内側唇へ停止する．短内転筋は恥骨下枝前面より起始し，大腿骨粗線内側唇へ停止する．大内転筋は坐骨結節より起始し，大腿骨粗線内側唇へ幅広く停止し，一部は大腿骨外側上顆へ停止する．

5）股関節の内旋に関与する主な筋

股関節の内旋に関与する主な筋は，小殿筋である．小殿筋は，腸骨翼の外面より大腿骨大転子の前方へ付着するため，股関節を外転するだけではなく，内旋する作用をもつ．

6）股関節の外旋に関与する主な筋

股関節の外旋に関与する主な筋は，外旋6筋と呼ばれる梨状筋，内閉鎖筋，外閉鎖筋，上双子筋，下双子筋，腰方形筋である．

1 診断のポイント

a. 問　診

高齢者が転倒し股関節の痛みのため立てないときは，大腿骨頸部骨折の可能性があり要注意である．X線像を撮っても見落とされることがある．手術で整復して固定しても，保存的に治療しても偽関節になりがちである．

小児の股関節痛で原因不明のときは，ペルテス Perthes 病，大腿骨頭すべり症，化膿性股関節炎も考慮し，すぐに結論をださず安静にして，慎重に経過を観察する必要がある（observation hip）．両親にもそのむねを伝え，整形外科受診をすすめる．

b. 観　察

とくに以下の事項を観察する．
① 股関節の動き，とくに屈曲と伸展と FABER（屈曲，外転，外旋）（図12-4），FADIR（屈曲，内転，内旋）（図12-5）の可動域．
② 鼠径部のリンパ節の腫脹：下肢の外傷あるいは化膿性炎症による鼠径リンパ節炎により，鼠

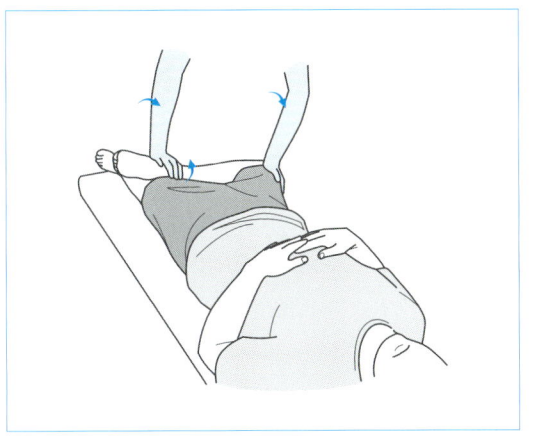

図12-4　FABER
F (flexion：屈曲), AB (abduction：外転), ER (external rotation：外旋). 一度股関節を屈曲し, 外転・外旋を加える.

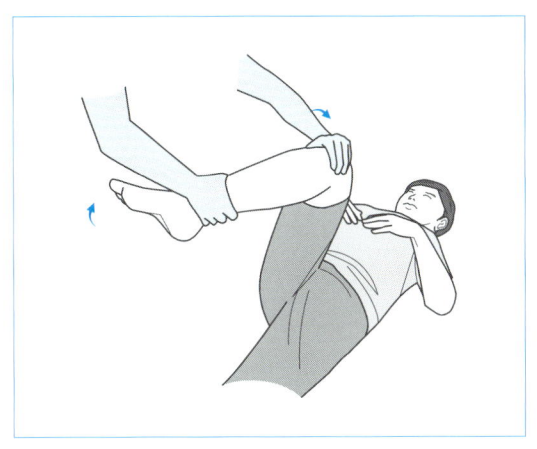

図12-5　FADIR
F (flexion：屈曲), AD (adduction：内転), IR (internal rotation：内旋). 股関節, 膝関節を屈曲させ, 股関節の内転・内旋を加える.

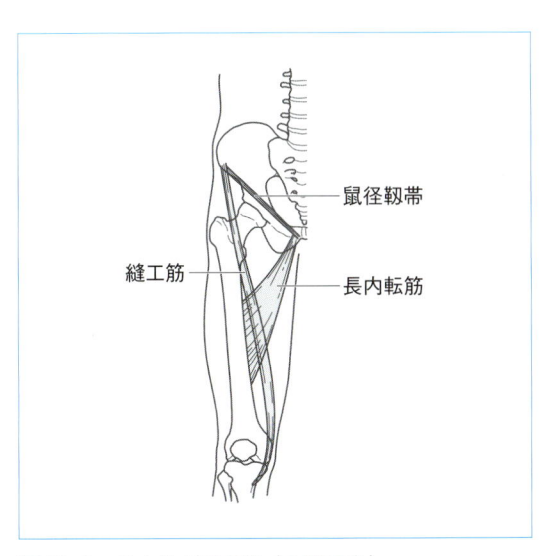

図12-6　スカルパの三角（大腿三角）
鼠径靱帯, 縫工筋, 長内転筋によりつくられた大腿前面のくぼみである. 正常ではこの部に大腿骨頭が位置する.

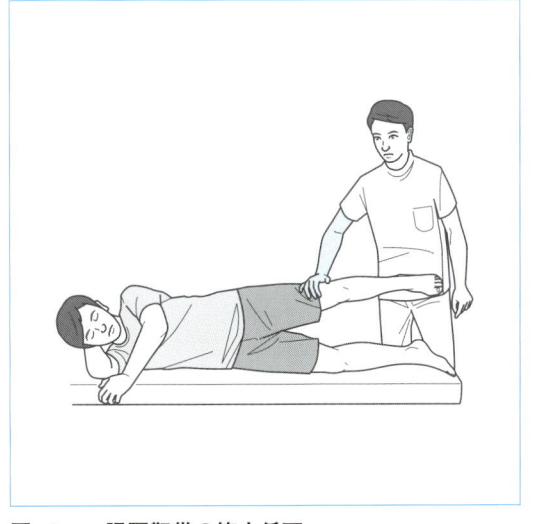

図12-7　腸脛靱帯の筋力低下
腸脛靱帯（大腿筋膜張筋）の筋力は, 大殿筋との合力で評価する.

径リンパ節部に腫脹がみられる.
　また梅毒第Ⅰ期では, 痛みの伴わない鼠径部のリンパ節の腫脹（無痛性横痃）がみられる.
③骨頭の圧痛（スカルパ Scarpa の三角）（図12-6）.
④腸脛靱帯（大腿筋膜張筋）の筋力低下（図12-7）.

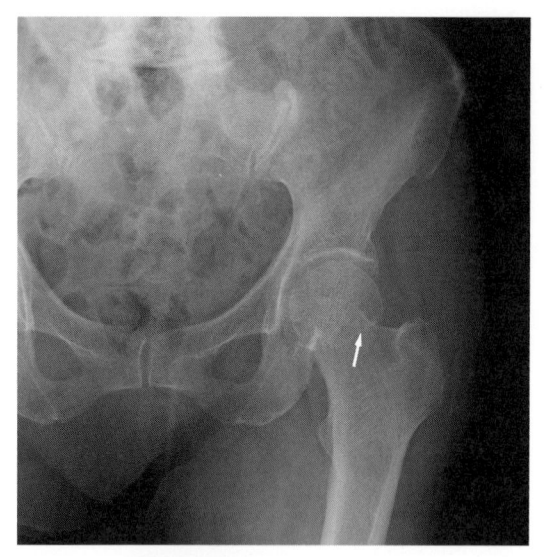

図12-8　大腿骨頸部骨折
外転型では歩行可能なこともある．問診による発生機序，触診による大転子部の叩打痛など注意深く観察する．

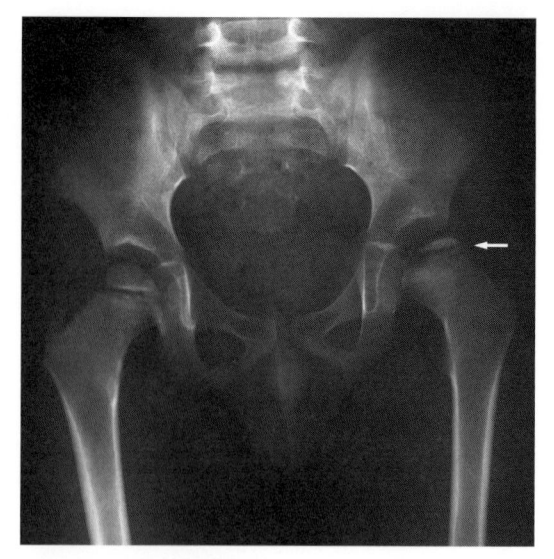

図12-9　ペルテス病
骨頭の扁平化（骨端核の高さの減少），外側偏位，骨硬化像がみられる（矢印）．

2　治療上のポイント

a. 大腿骨頸部骨折（図12-8）

骨粗鬆症を基盤とする三大骨折（脊椎圧迫骨折，大腿骨頸部骨折，橈骨遠位端骨折）のうちの1つである．疑い場合には整形外科を受診させ，X線撮影を行う．沈下性肺炎や褥瘡による危険の認識をもってもらう．寝たきりとなり認知症の原因になることもあるので注意が必要である．高齢者は骨癒合を期待するより骨頭を人工骨頭に置換する手術で死亡数が減少した．

b. 小児の股関節の疾患

ペルテス病や大腿骨頭すべり症，化膿性股関節炎などは重症なので，すぐに整形外科を受診させて血液検査やX線撮影を行う．いずれも股関節の可動域制限と跛行がある．

1）ペルテス病（図12-9）
・幼小児に発生する大腿骨頭の無腐性壊死をいい，骨端症の1つである．
・4〜10歳の男子に好発し，多くは片側性である．
・跛行（逃避性跛行）（随意性跛行），疼痛，股関節の運動制限（とくに外転・外旋障害）などの症状がみられる．

2）大腿骨頭すべり症
・大腿骨頭が骨端線で離開（図12-10）し，内反股変形をおこす疾患．
・13〜15歳の肥満傾向のある男子に多くみられる．
・トレンデレンブルグ Trendelenburg 徴候（図12-11）や，ドレーマン Drehmann 徴候（図12-12）がみられる．

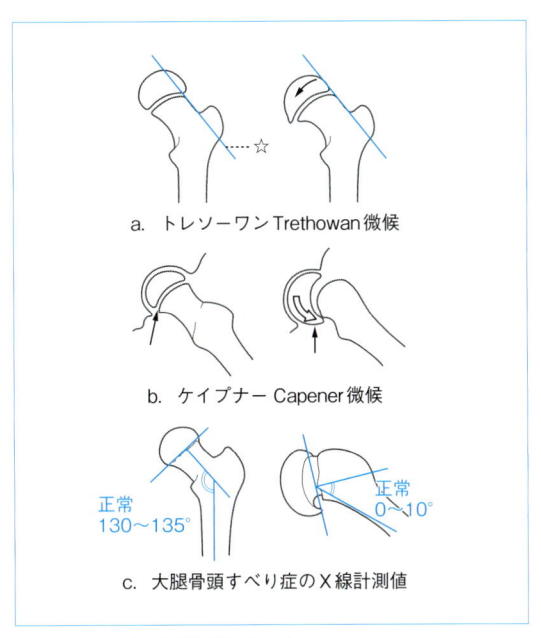

図12-10 大腿骨頭すべり症
a. （左）正常，（右）大腿骨頭すべり症：骨端核は頸部外側の延長線（クラインKlein線：☆印）より内側にある．
b. （左）正常，（右）骨端核後方は寛骨臼の外にある．
c. （左）骨頭骨幹角 head shaft angle，（右）後方傾斜角 posterior tilt angle．

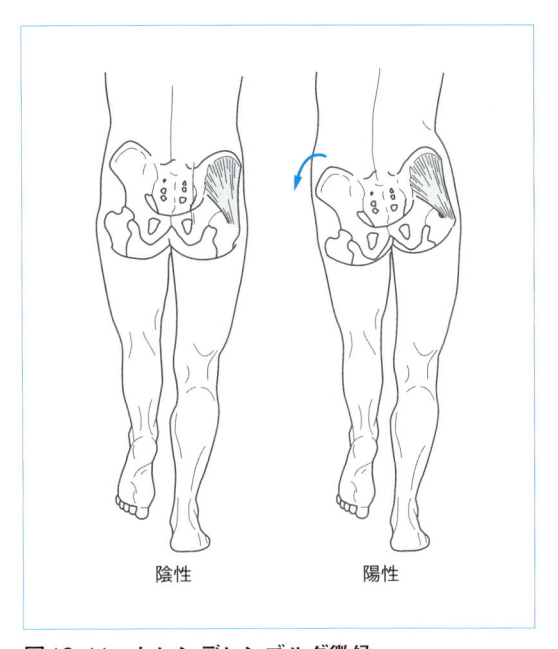

図12-11 トレンデレンブルグ徴候
中・小殿筋の麻痺や機能不全が生じると，患側にて片足立脚時に，骨盤が健側に傾く．

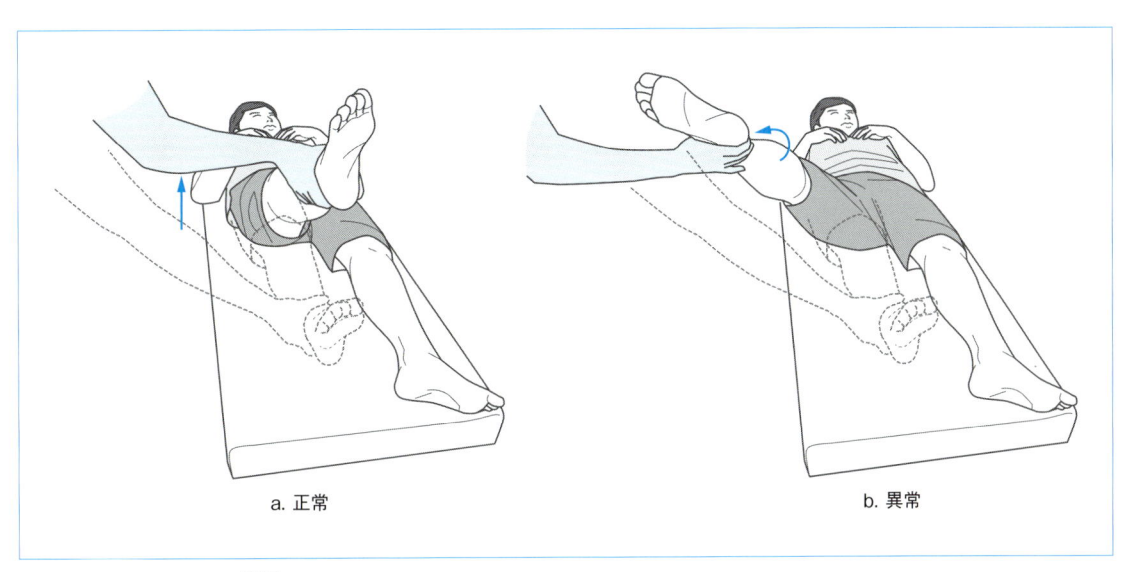

図12-12 ドレーマン徴候
他動的に股関節を屈曲するにしたがって，外旋・外転される．

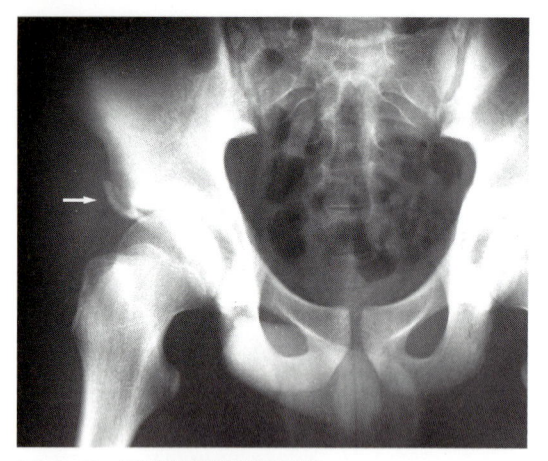

図12-13 下前腸骨棘裂離骨折
中学生～高校生ではサッカーでボールを蹴った際に大腿直筋が急激に収縮し裂離骨折を生じることがある．

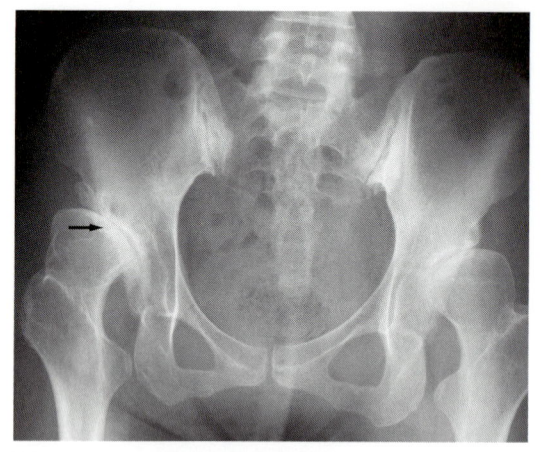

図12-14 二次性変形性股関節症
「臼蓋形成不全→先天性股関節脱臼→変形性股関節症」と変化する．関節裂隙は狭小化し，骨棘が形成される．

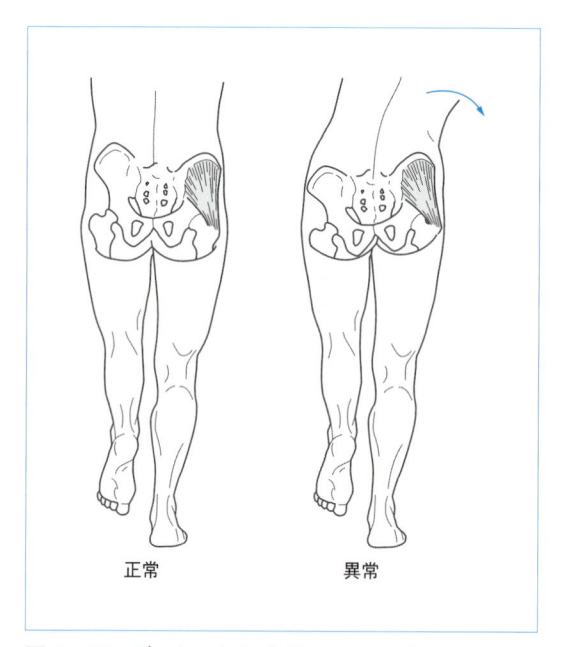

図12-15 デュシェンヌ歩行
トレンデレンブルグ徴候陽性では，歩行時に患側が立脚側となるときに骨盤が遊脚側に傾き重心も移動する．傾いた重心を立脚側に移動させるために，上体を患側に傾かせ歩行する．

3）化膿性股関節炎

細菌（主に黄色ブドウ球菌）感染によって引きおこされる関節炎である．発熱，股関節部の発赤・腫脹・疼痛，病的脱臼（拡張性脱臼：膿性滲出液が関節包内に貯留し関節内内圧が上昇し，

関節包が過伸展されるためにおこる）などの症状をきたす．

4） スポーツに伴うもの

小児の股関節痛でスポーツに伴うものとして，サッカーで大腿直筋の使い過ぎにより下前腸骨棘の裂離骨折（図12-13）を生じたり，縫工筋の使い過ぎで上前腸骨棘の裂離骨折を生じたり，股関節内転筋による恥骨上枝，恥骨下枝の疲労骨折を生じたり，ハムストリングスの使い過ぎで坐骨枝の裂離骨折を生じることがあるが，これらはペルテス病，大腿骨頭すべり症，化膿性股関節炎と比べて予後がよい．

c. 中年以降の股関節の疾患

中年以降の徐々に発症する股関節痛は変形性股関節症であることが多い．先天性股関節脱臼や臼蓋形成不全に続発し，変形してくる二次性のものが多い（図12-14）．デュシェンヌ歩行 Duchenne limp（図12-15）が特徴である．

電気的鎮痛処置の他に杖の使用，体重の減少が大事である．手技療法はやわらかく実施することが肝要となる．治療により恥骨骨折をおこして問題になった症例がある．ROM（関節可動域）の増大は行わない．筋力は腸脛靱帯をほぼ等尺性に強化する．治療後に痛みを増悪させないように注意する．痛みが堪え難ければ，人工股関節の手術を行う．

13 膝の外傷に対するリスクマネージメント

■■■ はじめに ── 膝の構造 ■■■

a. 膝関節を構成する骨

膝関節は大腿骨，脛骨，膝蓋骨からなる複関節である（図13-1）．大腿骨遠位端の内側顆・外側顆と脛骨近位端の内側顆・外側顆によってつくられる脛骨大腿関節と，大腿骨前面の膝蓋面と膝蓋骨後面の関節面によってつくられる膝蓋大腿関節の2つの関節を共通の関節包が包む．膝関節の構成に腓骨は関与しない．

b. 膝関節の主な靱帯

膝関節の主な靱帯には，内側側副靱帯，外側側副靱帯，前十字靱帯，後十字靱帯がある（図13-2）．

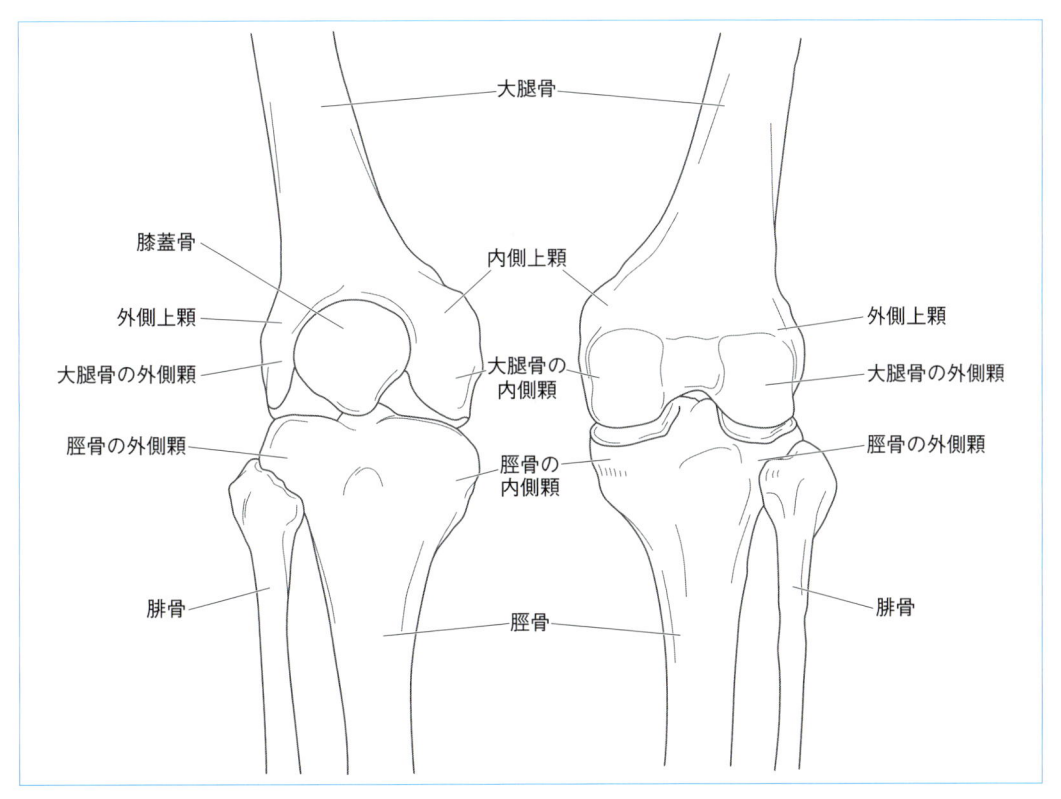

図13-1 膝関節を構成する骨

第13章 膝の外傷に対するリスクマネージメント

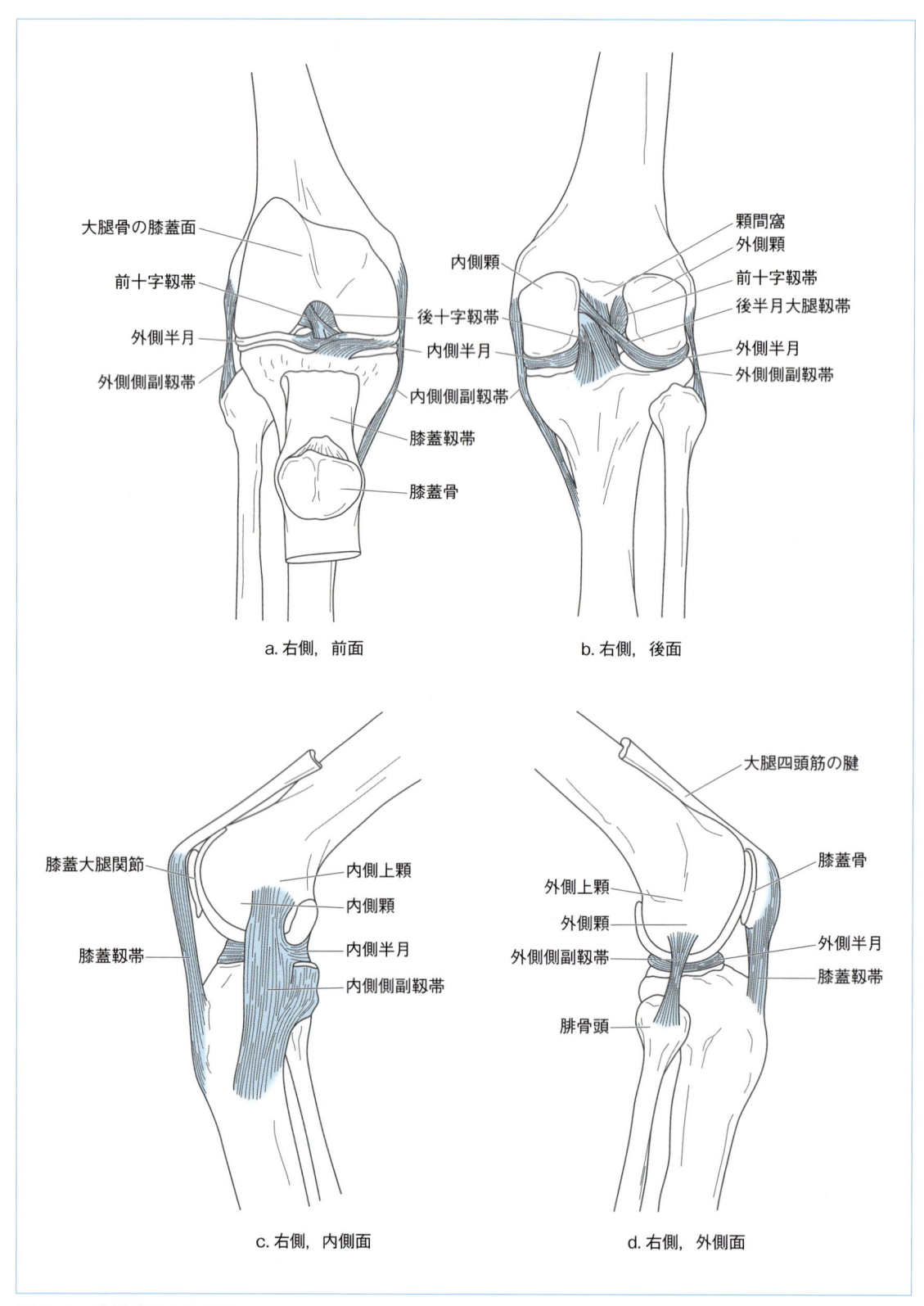

a. 右側，前面

b. 右側，後面

c. 右側，内側面

d. 右側，外側面

図13-2　膝関節の主な靱帯

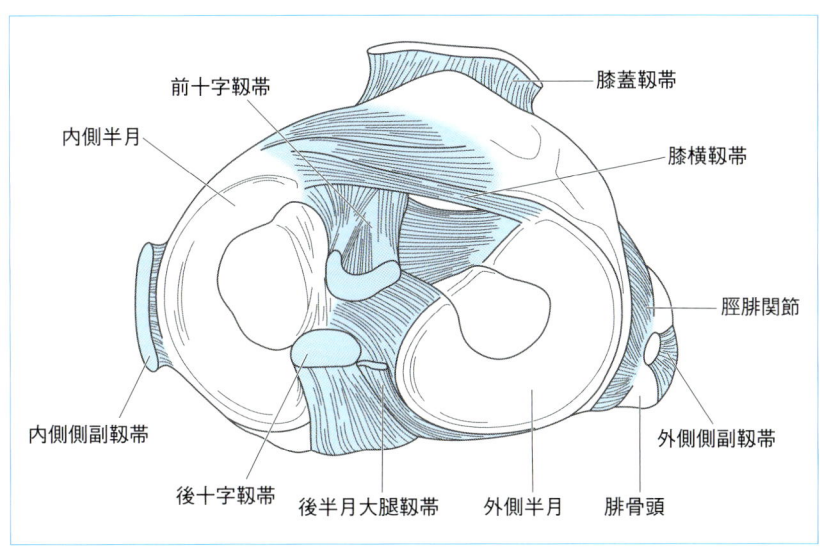

図13-3 膝の半月板

1）内側側副靱帯
　膝関節の内側を補強する幅の広い帯状の靱帯である．膝関節の外反を抑制する．大腿骨の内側顆よりおこり，内側半月内側に付着した後，脛骨内側顆に付着する．

2）外側側副靱帯
　膝関節の外側を補強するひも状の靱帯である．膝関節の内反を抑制する．大腿骨の外側上顆よりおこり腓骨頭へ付着する．

3）前十字靱帯
　関節内靱帯であり，大腿骨に対して脛骨の前方への移動を抑制する靱帯である．脛骨の前顆間区の内側部よりおこり，後外上方へ上がり，大腿骨外側顆の内面後部につく．

4）後十字靱帯
　関節内靱帯であり，大腿骨に対して脛骨の後方への移動を抑制する靱帯である．脛骨の後顆間区の外側部からおこり前内上方へ上がり，大腿骨内側顆の内面前方につく．

c．その他の膝関節にみられる器官

1）半月板
　膝関節は内側と外側に半月板を有しており，その形態は内側半月はC字形を，外側半月はO字形を呈している（図13-3）．関節半月の役割は関節の適合性を高め，衝撃を緩衝することである．まれにこの関節半月が円板状を呈していることがあり，痛みやスリッピングの原因となることがある．

2）滑膜ヒダ
　膝関節にみられる滑膜より関節腔に向かってつくるヒダを，滑膜ヒダという．主な滑膜ヒダには以下の3つがある．膝蓋下滑膜ヒダ（大腿骨顆間窩→膝蓋下脂肪体），膝蓋下脂肪体（膝蓋骨の下方で膝蓋靱帯の後面），翼状ヒダ（膝蓋下脂肪体，膝蓋下滑膜ヒダの両側）である（図13-4）．

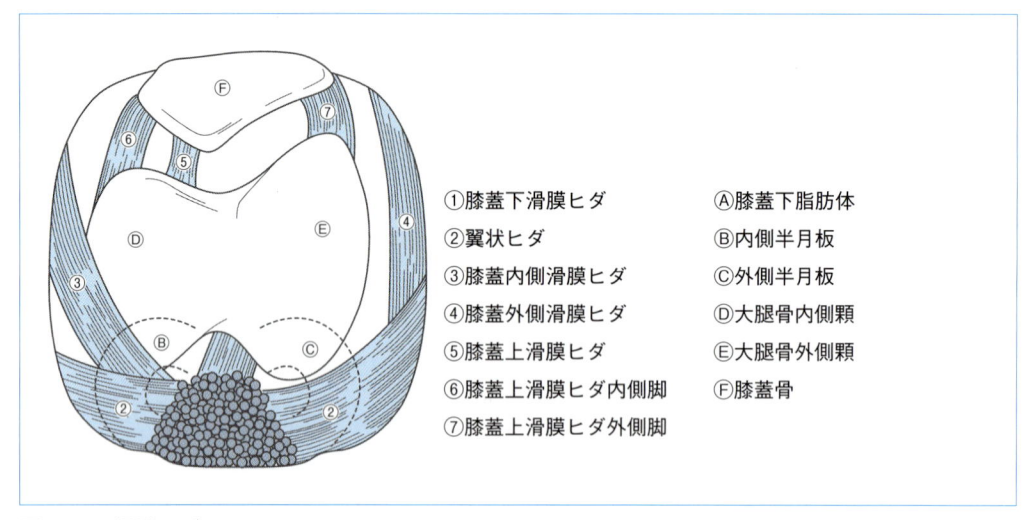

図13-4　滑膜ヒダ
左膝を屈曲位にて，前方からみた図である．

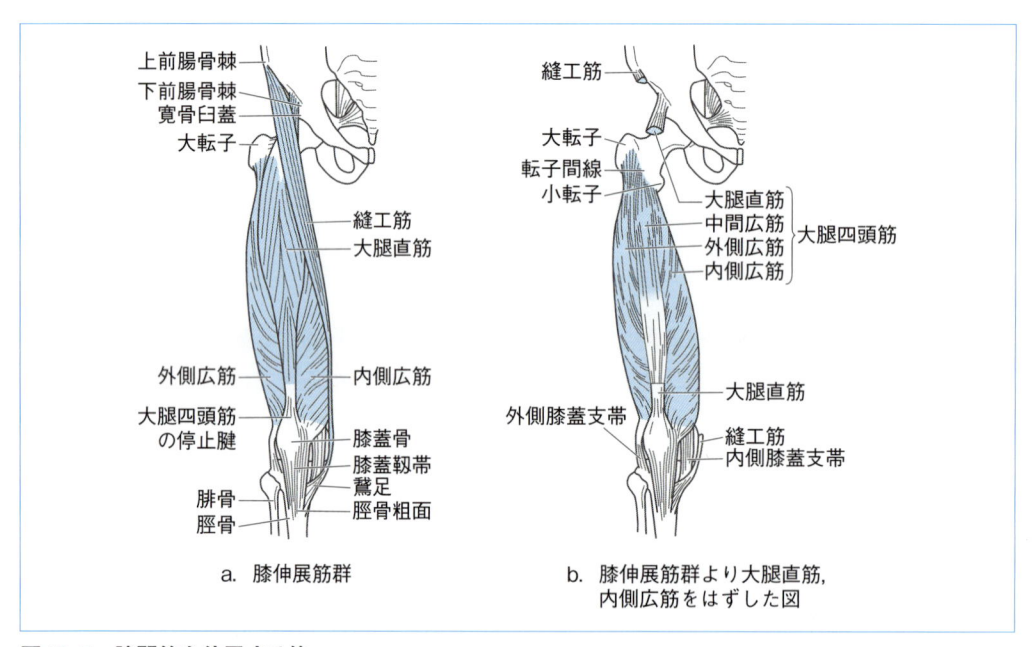

①膝蓋下滑膜ヒダ　　Ⓐ膝蓋下脂肪体
②翼状ヒダ　　　　　Ⓑ内側半月板
③膝蓋内側滑膜ヒダ　Ⓒ外側半月板
④膝蓋外側滑膜ヒダ　Ⓓ大腿骨内側顆
⑤膝蓋上滑膜ヒダ　　Ⓔ大腿骨外側顆
⑥膝蓋上滑膜ヒダ内側脚　Ⓕ膝蓋骨
⑦膝蓋上滑膜ヒダ外側脚

a. 膝伸展筋群
b. 膝伸展筋群より大腿直筋，内側広筋をはずした図

図13-5　膝関節を伸展する筋

【棚障害】

　膝蓋内側滑膜ヒダは胎生期の遺残であり，約半数の人が有するとされる．すべての人に症状が出るわけではないが，スポーツなどの反復動作や外傷などにより，痛みや弾発現象の誘因となることがある．

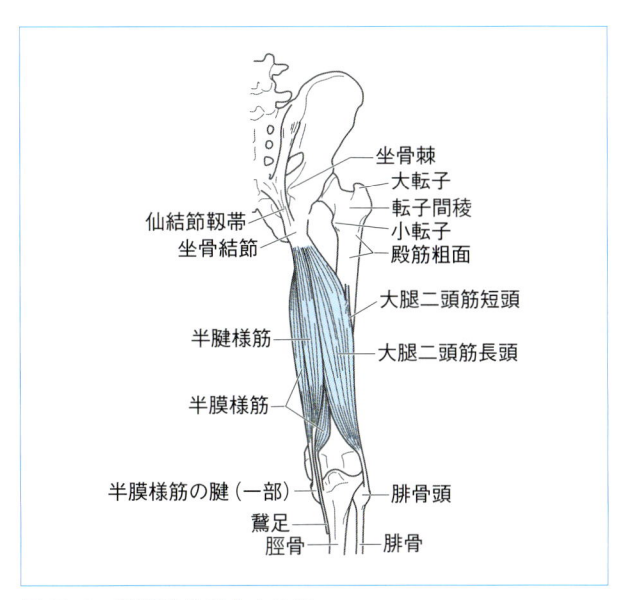

図13-6 膝関節を屈曲する筋

d. 膝関節の運動に関与する筋

1）膝関節を伸展する筋

膝関節の伸展に関与する筋に，大腿四頭筋がある．大腿四頭筋は大腿直筋，内側広筋，外側広筋，中間広筋により構成される（図13-5）．起始部は大腿直筋は下前腸骨棘より起始し，他の3筋は大腿骨より起始する．その後，この4つの筋は合一して共同腱となり種子骨である膝蓋骨を取り囲み，膝蓋腱（膝蓋靱帯）となり脛骨粗面へ付着する．大腿直筋は股関節の屈曲，膝関節の伸展に関与する2関節筋であり，他の3筋は膝関節の伸展に関与する単関節筋である．

【尻上がり現象（☞図13-12b）】

大腿直筋の拘縮や短縮があるときにみられる．腹臥位にて股関節伸展位で，他動的に膝関節を屈曲させると次第に尻が持ち上がる現象．

2）膝関節を屈曲する筋

膝関節の屈曲に関与する筋には，ハムストリングス（内側：半腱様筋・半膜様筋，外側：大腿二頭筋）や，薄筋，縫工筋，腓腹筋などがある（図13-6）．

これらのうち半腱様筋，薄筋，縫工筋は脛骨近位端内側に付着し，鵞足を形成する．また半膜様筋，大腿二頭筋長頭は坐骨結節に付着するため，この牽引力により坐骨結節の裂離骨折を生じることがある．よってハムストリングスの肉離れが坐骨結節付近で生じた場合には，坐骨結節の裂離骨折と鑑別を要する．

3）膝関節の外反に関与する筋

腸脛靱帯は脛骨近位端外側のガーディー結節に停止し，近位では大腿筋膜張筋と大殿筋に付着する．これらの筋の収縮によって，膝関節を中心として脛骨を外側に引き上げる作用がある．

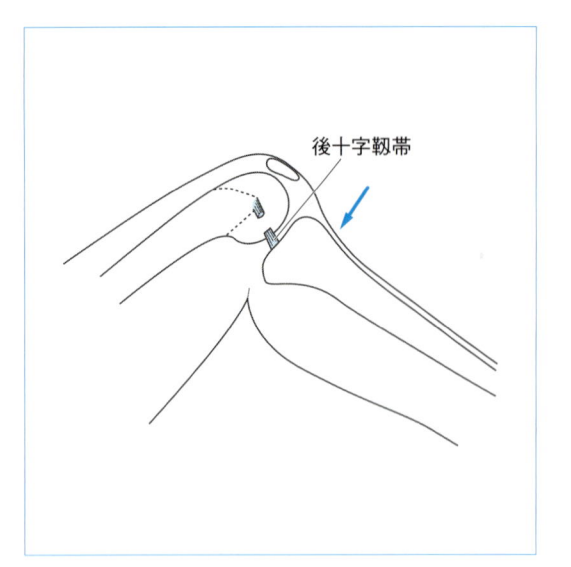

図 13-7 サギング徴候
後十字靱帯損傷時にみられる徴候で,急性より陳旧性のほうが,著明な後方落ち込みをみる.外見上は下腿が反っているようにみえる.

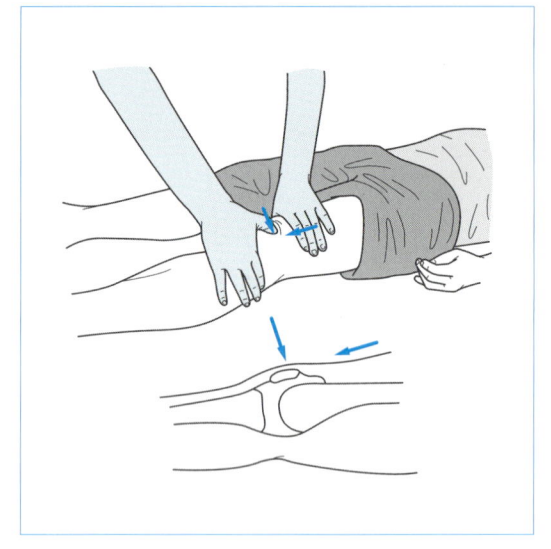

図 13-8 膝蓋跳動
下方へ絞るように圧し,膝蓋骨を大腿骨方向へ押す.関節内の腫脹が強いと,膝蓋骨と大腿がぶつかる「コツ」という音を触れる.

1 診断のポイント

- 膝の前十字靱帯の断裂は,ジャンプして着地しただけでも生じる.
- ゆるみの証明は,高度の技術を要する(ラックマン Lachman テスト).
- ときに,MRIでつながっているようにみえても損傷していることがある.
- 膝関節血腫の80%が前十字靱帯断裂を伴い,膝が外れる感じを訴えるときは切れている可能性が高い.

a. 問 診
発生機序を覚えていないことも多いが,どのような力が膝に加わったかを聞く.膝のどの部位が痛むのかも調べる.

b. 観 察
- 変形:内反・外反変形,サギング徴候(後方落ち込み)(図13-7).
- 膝関節の腫脹(膝蓋跳動(図13-8))の有無.
- 可動域:屈曲,伸展. ※ゆっくりと注意深く行う.
- 圧痛:圧痛部位を丁寧に詳細に調べる.
- 靱帯のゆるみの有無:内反動揺,外反動揺(図13-9),ラックマンテスト(図13-10)など.
- 大腿内側広筋の左右差(図13-11).
- 腸脛靱帯(大腿筋膜張筋)の筋力.
- 腹臥位での膝の曲がり:膝蓋大腿関節障害,大腿四頭筋の短縮(図13-12).

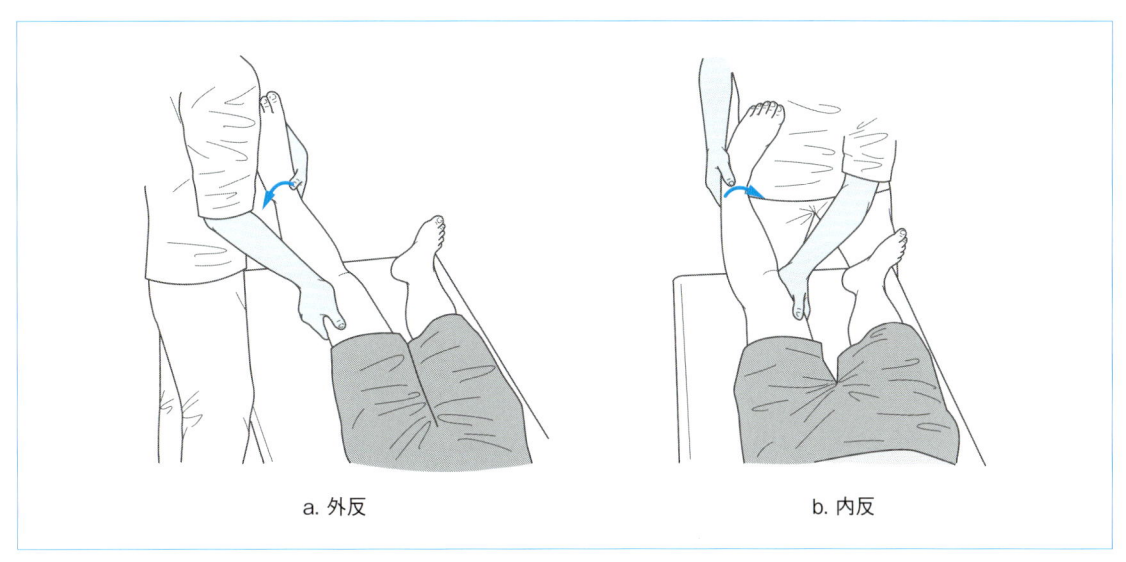

図 13-9　外反動揺性，内反動揺性
a. 膝軽度屈曲位で，膝関節に外反力をかける．内側側副靱帯損傷では，動揺性がみられる．
b. 膝軽度屈曲位で，膝関節に内反力をかける．外側側副靱帯損傷では，動揺性がみられる．

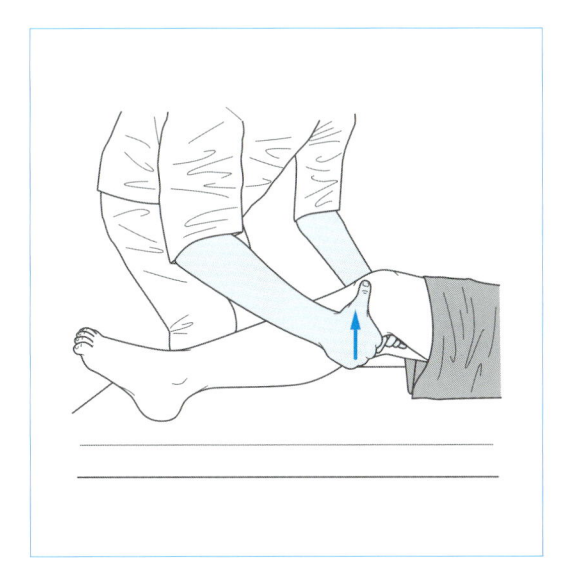

図 13-10　ラックマンテスト
前十字靱帯損傷時に陽性となる．一手を大腿骨上端，他手を脛骨上端にあて，脛骨をゆっくりと引き出す．足が大きく手で把持しにくいときは，下から突き上げるようにするとよい．

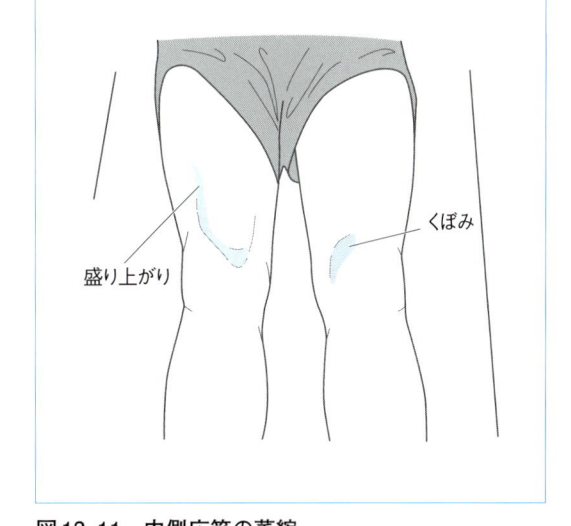

図 13-11　内側広筋の萎縮
内側広筋は屈曲 0〜30°までに働く筋である．膝周囲の外傷・障害では，萎縮が著明である．

【膝周辺の障害と疼痛部位】(図 13-13)

① 腸脛靱帯炎 ⇒ 大腿骨外顆部．

② 有痛性分裂膝蓋骨 ⇒ 膝蓋骨上外側部．

③ 棚障害 ⇒ 膝関節内側．

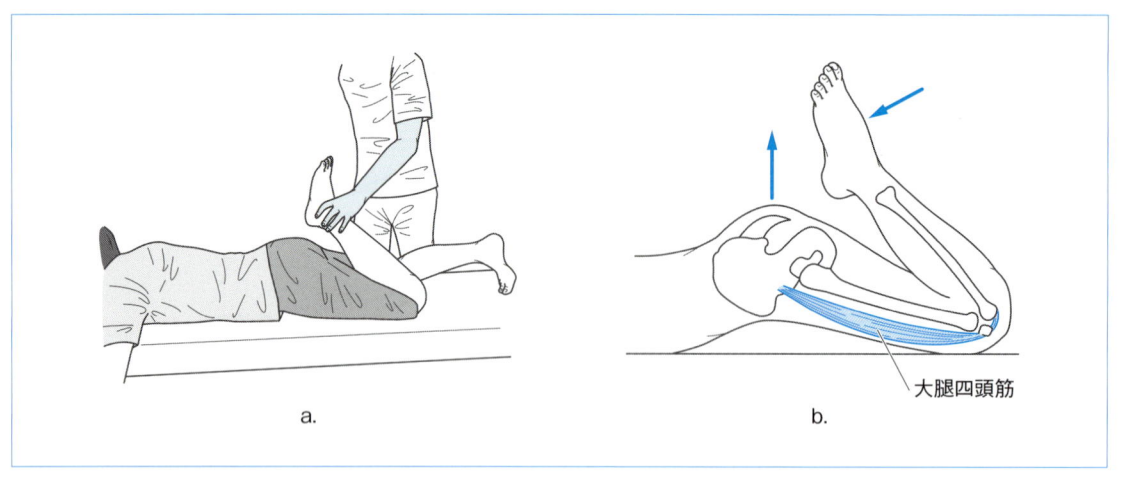

図13-12 踵殿距離 heel-hip distance（HHD）
腹臥位にて他動的に膝を屈曲させる（a）．通常は踵が殿部につくが，大腿四頭筋の短縮などではつかない．また，大腿直筋が短縮しているときには「尻上がり現象（b）」がみられる．さらに膝蓋大腿関節障害では仰臥位の膝屈曲に比し，腹臥位で著しく制限される．

①腸脛靱帯炎
②有痛性分裂膝蓋骨
③棚障害
④膝蓋靱帯炎
⑤ホッファ病
⑥鵞足炎
⑦オスグッド・シュラッター病

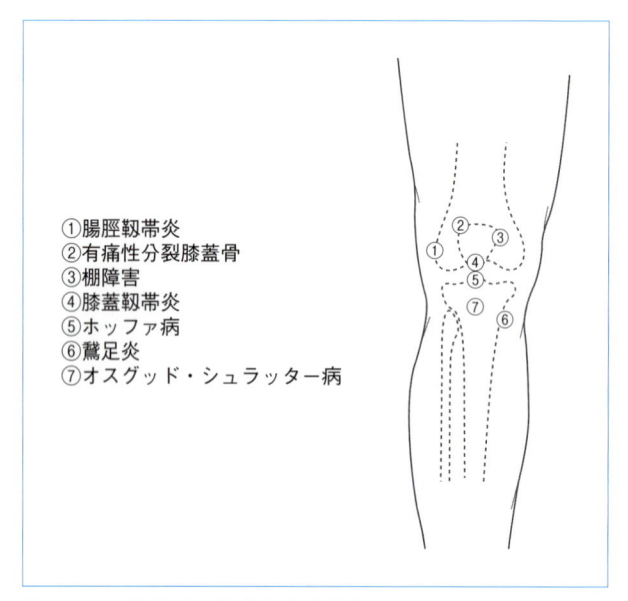

図13-13 膝周囲の障害と疼痛部位

④膝蓋靱帯炎（ジャンパーズ膝）⇒ 膝蓋骨の下極．
⑤ホッファ Hoffa 病 ⇒ 膝蓋靱帯部．
⑥鵞足炎 ⇒ 脛骨内側面上部（脛骨粗面の内側の半腱様筋，薄筋，縫工筋の停止部）．
⑦オスグッド・シュラッター Osgood-Schlatter 病 ⇒ 脛骨粗面部．

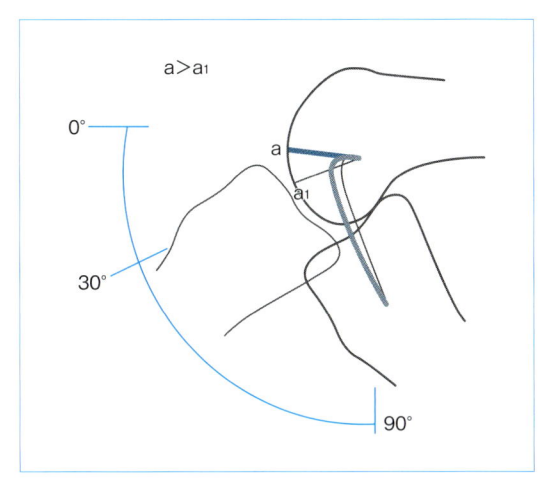

図 13-14 屈曲角度による内側側副靱帯の緊張
0〜30°では内側側副靱帯は緊張し，30〜90°ではやや弛緩する．90°以上では付着部でとぐろを巻く．

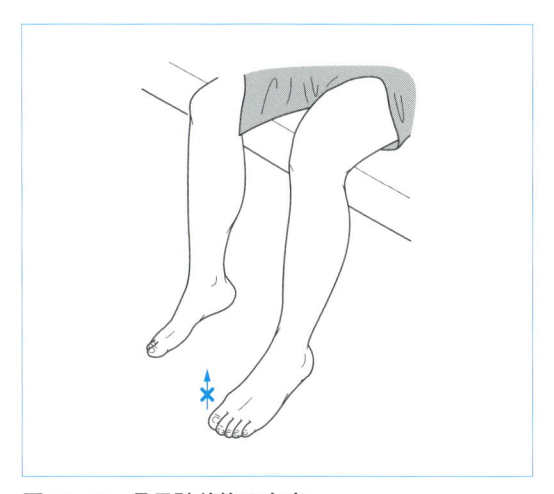

図 13-15 長母趾伸筋の麻痺
腓骨神経麻痺では，母趾や足関節の背屈が不能となる．

2 治療上のポイント

損傷された靱帯により予後が異なるので，注意が必要である．

a. 内側側副靱帯損傷

- 膝の外傷ではもっとも頻度が高い．
- 外反が強制されて損傷する．
- 重症度の決定が大事である．
  圧痛の部位と可動域で重症度を決める．可動域が30°以上伸展できない，90°以上屈曲できないのが一番重症である（図13-14）．
- 外反動揺性は，内側側副靱帯が損傷されていても膝伸展位では陰性となる．
- 軽症，中症，重症と分類する．軽症は2週間で可動域が回復するが，重症では可動域の回復に6週間かかる．
- 荷重時に膝の内反がされるように工夫して，荷重を許可したほうがよい．
- 固定に際しては，腓骨頭直下での腓骨神経麻痺に注意する．
- 長母趾伸筋の麻痺（母趾の背屈不能）の有無を調べる（図13-15）．
- 内側側副靱帯は，おのずから治る力をもっている．

b. 前十字靱帯損傷

膝屈曲位で膝が外転するような外力が加わったことを確認する．しかし，必ずしも衝突などの強い外力（接触型）が加わらないでも損傷することがある．

ジャンプして着地をしただけで，前十字靱帯が切れることもある（非接触型）．膝の血腫の80％以上は前十字靱帯断裂を伴う．診察ではラックマンテストが大切である．自然治癒はしないので，膝が外れる後遺症を残すことがある．よって最初の診断が大切である．より正確な診断を

a. 前額面　　　　　　　　　　　　　　　b. 矢状面

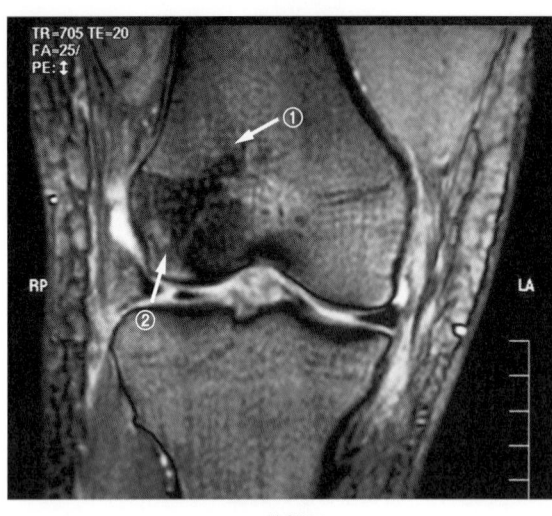

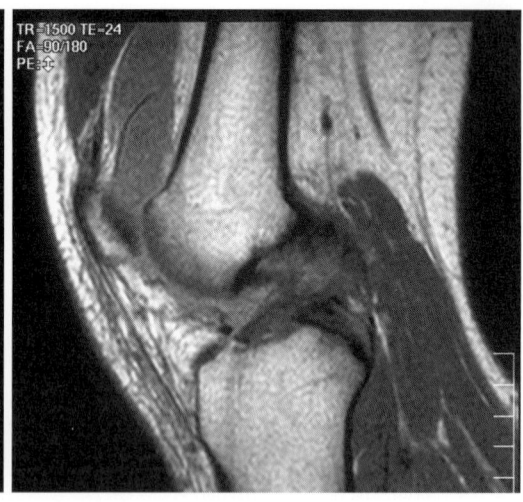

図13-16　前十字靱帯損傷のMRI
前額面にて大腿骨外側顆に骨挫傷（①），外側半月板損傷（②）を認める．矢状面にて，前十字靱帯が消失している．

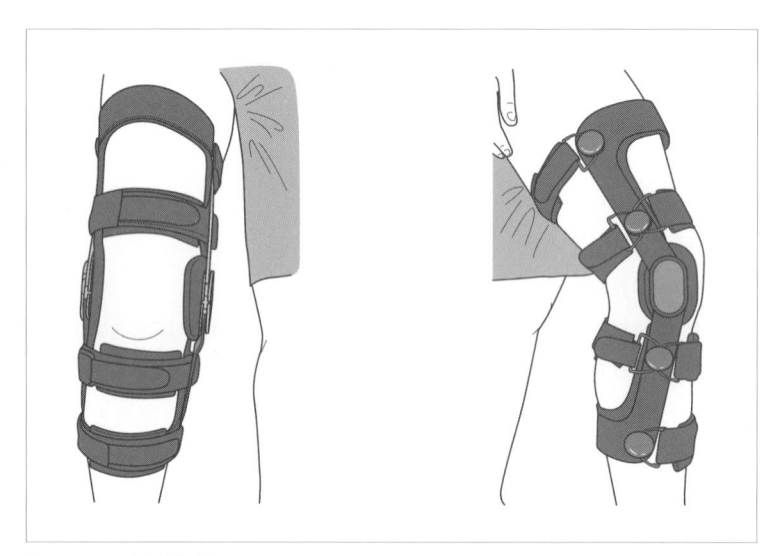

図13-17　硬性装具

するためにMRIを参照することが必要である（図13-16）．
　損傷した靱帯が自然治癒し，その連続性を回復することはないが痛みと可動域は回復する．装具は硬性装具を使う（図13-17）．
　手術は術後の後療法に長時間を要し，スポーツ復帰に約10ヵ月かかる．再建した靱帯の強度が弱く再断裂をおこすこともある．
　股関節の内転，膝の外反をしない．また下腿の内旋，大腿部の外旋で脱臼する．

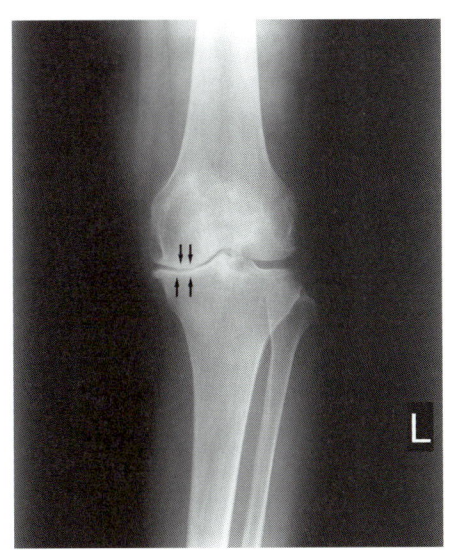

図 13-18 変形性膝関節症
内側の関節裂隙は狭小化し，骨棘を形成している．FAT（大腿脛骨角）の逆転がみられ，O脚変形を呈している．

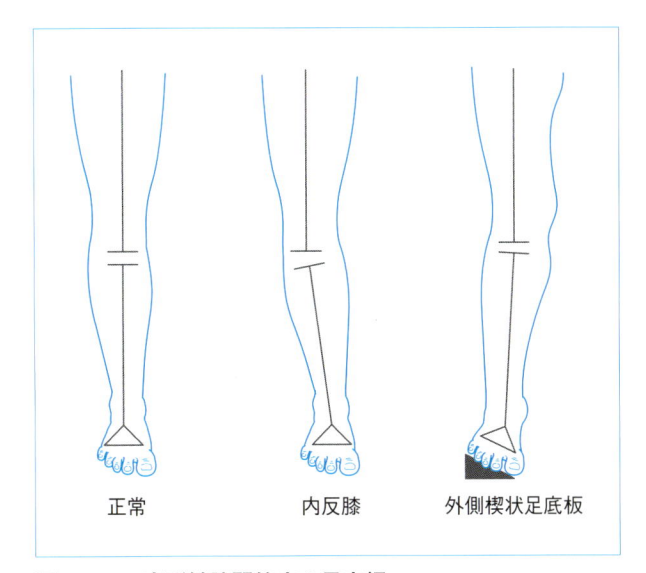

図 13-19 変形性膝関節症の足底板
わが国ではO脚による内側型の変形性膝関節症が多い．そこで，足部の外側を高くするように足底板を挿入することで，内側に偏った荷重を外側にも分散させる．

c. 半月板損傷

　　内側側副靱帯損傷や前十字靱帯損傷に比べ，半月板損傷の診断は大変難しい．
　　半月板損傷は必ずしも痛みを生じるわけでなくMRIや関節鏡により，初めて診断されることも少なくない．また，半月板損傷は関節包に近い部（血管が入り込んでいる部）を除き，修復されることは難しい．
　　発生機序，ロッキング（嵌頓症状）・キャッチング（膝が引っかかるような感じ）などの症状などから半月板損傷が疑われるときは，速やかに専門医に託すべきである．

d. 変形性膝関節症

　　老人性の変性による変化であり，内側の膝関節軟骨がすり減ったO脚が多い．荷重面だけではなく，ランナーズ膝と同じく膝蓋骨内側と大腿骨内側顆が擦れ合って軟骨が摩耗・消失する．X線像で関節裂隙の狭小化や骨棘形成をきたすが（図 13-18），初期には筋力強化や膝の使い方（つま先と膝の向きを合わせる，膝を外反すること）を指導することで症状の改善がみられる．関節可動域や歩行距離を記録することが大切である．進行すると人工膝関節の手術が適応となる．
　　体重を減らす，杖の使用，靴のクッションを柔らかくする，無理な運動（散歩や買いものなど）をしない，などの生活指導も大切である．外側楔状足底板（図 13-19）の使用も効果的である．
　　可動域の増大訓練は，無理をしないで愛護的に実施する．訓練後に痛みが強くなり，訴えられた事例もある．

14 下腿，足関節，足部の外傷に対するリスクマネージメント

■■■ はじめに ── 下腿，足関節，足部の構造 ■■■

a. 下腿，足関節，足部を構成する骨（図14-1）

　　下腿の骨は，脛骨と腓骨よりなり，その間は下腿骨間膜という強靱な膜によって連結されている．両骨は，近位と遠位の2ヵ所で関節をつくる．近位の関節は滑膜性の関節で脛腓関節と呼ばれ，遠位の関節は靱帯結合であるため脛腓靱帯結合と呼ばれる．

　　足関節は，距腿関節と距骨下関節を合わせた用語である．距腿関節は距骨（距骨滑車）と下腿骨（脛骨の内果関節面，下関節面と腓骨の外果関節面）によって構成される関節で，底屈，背屈の運動を行う．距骨下関節は，距骨と踵骨によって構成される関節で，回内，回外の運動を行う．この2つの関節の複合運動によって足関節は内返し（内転，回外，底屈），外返し（外転，回内，背屈）を行う．

　　足部を構成する骨は，7つの足根骨（距骨，踵骨，舟状骨，立方骨，内側楔状骨，中間楔状骨，外側楔状骨）と，5つの中足骨，そして趾骨である．このうち，足根骨の近位列である距骨，踵骨と，遠位列である舟状骨，立方骨によって構成される関節をショパール Chopard 関節（横足根関節），足根骨の遠位列である内側，中間，外側楔状骨，立方骨とこれに対応する中足骨によってつくられる関節をリスフラン Lisfranc 関節（足根中足関節）という．

b. 下腿，足関節，足部の主な靱帯（図14-2）

　　下腿骨の遠位部で形成される脛腓靱帯結合は，骨間靱帯で結合されており，さらに前面では前脛腓靱帯，後面では後脛腓靱帯が補強している．足関節の外側の主な靱帯には，前距腓靱帯，踵腓靱帯，後距腓靱帯がある．前距腓靱帯は外果の前縁より前方へ向かい，距骨頸の外側面へ付着する．踵腓靱帯は外果の下縁より下方へ向かい，踵骨の外側面に付着する．後距腓靱帯は外果窩より後方へ向かい，距骨後突起の外側結節に付着する．足関節の内側を構成する靱帯は，三角靱帯である．三角靱帯は内果先端より扇状にひろがり，脛舟部，脛踵部，前脛距部，後脛距部の4部よりなる．足部の主な靱帯には，背側踵立方靱帯，二分靱帯がある．背側踵立方靱帯は，踵骨と立方骨を背側やや外側で結ぶ靱帯である．二分靱帯は，踵骨より舟状骨の外側，立方骨の内側に付着する靱帯である．

c. その他の下腿，足関節，足部を構成する主な組織

　　その他の下腿，足関節，足部を構成する主な組織には，足底腱膜がある．足底腱膜は踵骨隆起の内側および外側よりはじまり，前方へひろがり，屈筋腱の腱鞘および中足指節関節に終わる．また足関節周囲には，過剰骨や副骨と呼ばれる種子骨が人によっては存在し，ときとして痛みの原因になることがある．

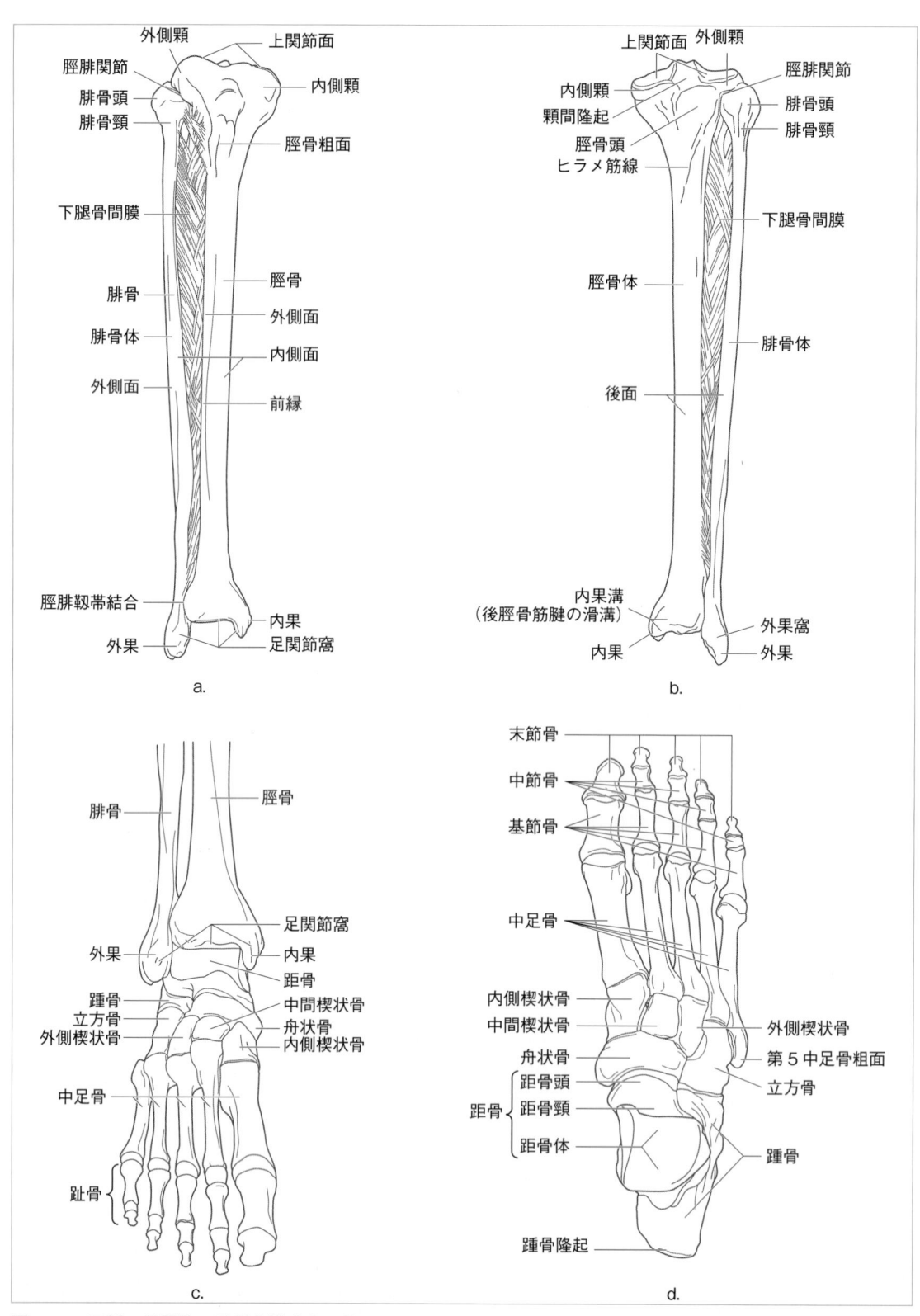

図14-1　下腿，足関節，足部を構成する骨

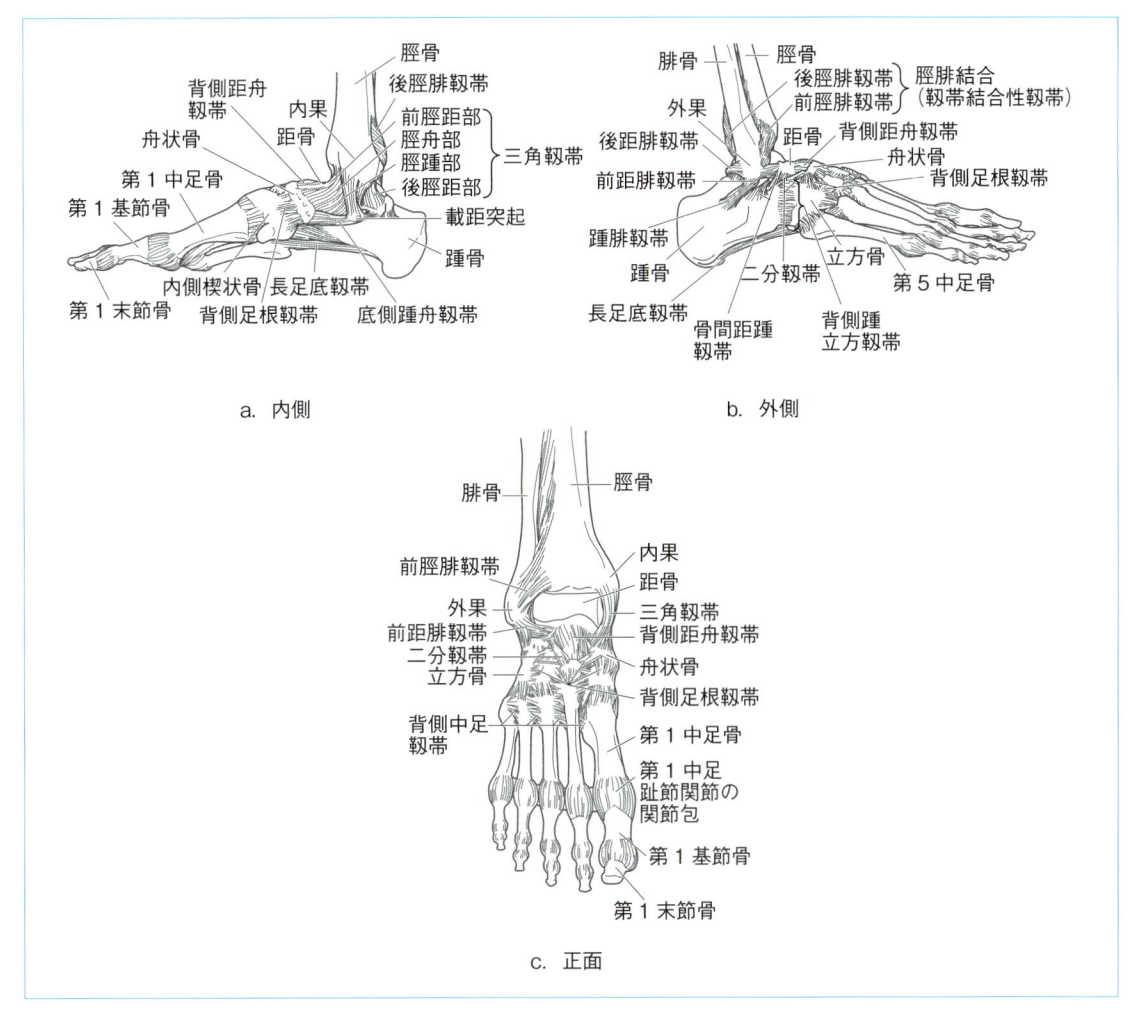

図 14-2　下腿，足関節，足部の主な靱帯

d．下腿，足関節，足部を構成する主な筋（図14-3）

1）足関節の底屈に関与する主な筋

　　足関節の底屈に関与する主な筋として下腿三頭筋がある．下腿三頭筋は2関節筋である腓腹筋と単関節筋のヒラメ筋よりなる．浅層にある腓腹筋は2頭よりなり内側頭は大腿骨内側上顆，外側頭は外側上顆より起始し，深層にあり1頭よりなるヒラメ筋は脛骨後面のヒラメ筋線より起始し下行する．その後，これらの3筋は合して踵骨腱（アキレス腱）となり，踵骨隆起へ停止する．

2）足関節の背屈に関与する主な筋

　　足関節の背屈に関与する主な筋には，前脛骨筋，長母趾伸筋，長趾伸筋，第3腓骨筋がある．前脛骨筋は脛骨の外側面および下腿骨間膜より起始し，内側楔状骨へ停止する．長母趾伸筋は腓骨および下腿骨間膜の前面より起始し，母趾の末節骨底に停止する．長趾伸筋は脛骨体前面および脛骨外側顆，下腿骨間膜より起始し，2～5趾の中節骨および末節骨に停止する．第3腓骨筋は長趾伸筋の下端部より分かれ，第5中足骨底へ停止する筋である．

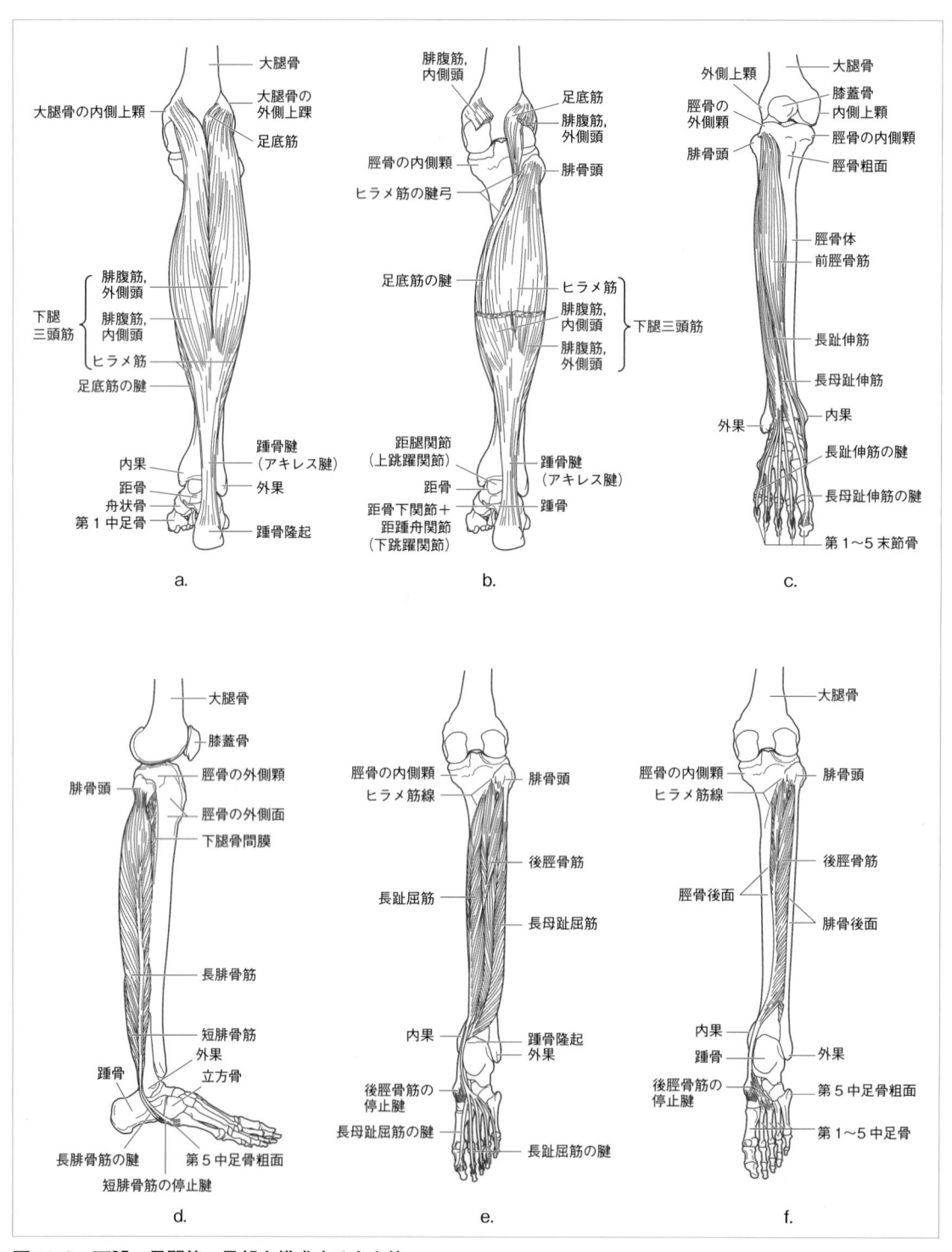

図14-3 下腿，足関節，足部を構成する主な筋

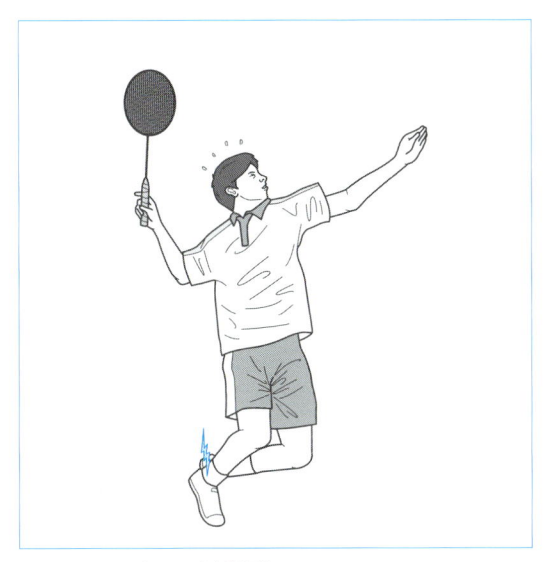

図14-4　アキレス腱断裂

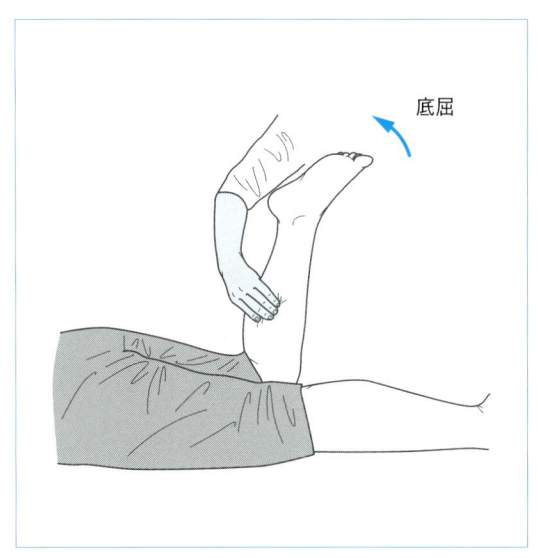

図14-5　トンプソン-シモンズ-スクイーズテスト
自動運動による底屈は可能であるが、通常は筋腹をつかんだときに底屈がみられるが、断裂時にはみられない.

3) 足関節の内返しに関与する主な筋

　足関節の内返しに関与する主な筋には、後脛骨筋がある. 後脛骨筋は下腿骨間膜の後面より起始し、舟状骨および内側楔状骨に停止するが、一部の腱は足底へ回り停止する.

4) 足関節の外返しに関与する主な筋

　足関節の外返しに関与する主な筋には、下腿外側の長腓骨筋と短腓骨筋がある. 長腓骨筋は腓骨頭および腓骨骨幹部上方外側より起始し下行した後、外果の後方を回り前方へ出て、足底の中足骨底と内側楔状骨へ停止する. 短腓骨筋は腓骨外側面下部より起始し、長腓骨筋とともに下行し、外果後方を回り、前方へ出て第5中足骨底に停止する.

A. 下　腿

1 診断のポイント

a. 問　診

　アキレス腱断裂や腓腹筋の肉離れは突然生じ、受傷時に接触（打撲）がないのにもかかわらず、「ボールあるいは石がぶつかったような感じがした」とか「誰かに蹴られたような感じがした」と訴えることが多い（図14-4）. しかし、本当に打撲を受けていて、コンパートメント症候群（後方区画）をおこしていることがあるので注意を要する.

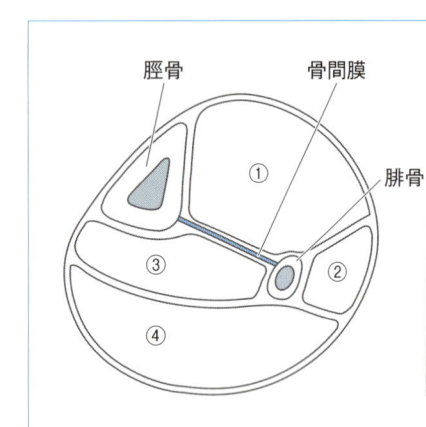

コンパートメント	主な筋	神経
① 前区画	前脛骨筋，長母趾伸筋，長趾伸筋	深腓骨神経
② 外側区画	長腓骨筋，短腓骨筋	浅腓骨神経
③ 深後区画	長母趾屈筋，長趾屈筋，後脛骨筋	脛骨神経
④ 浅後区画	腓腹筋，ヒラメ筋	腓腹神経

図14-6 右下腿の区画（コンパートメント）

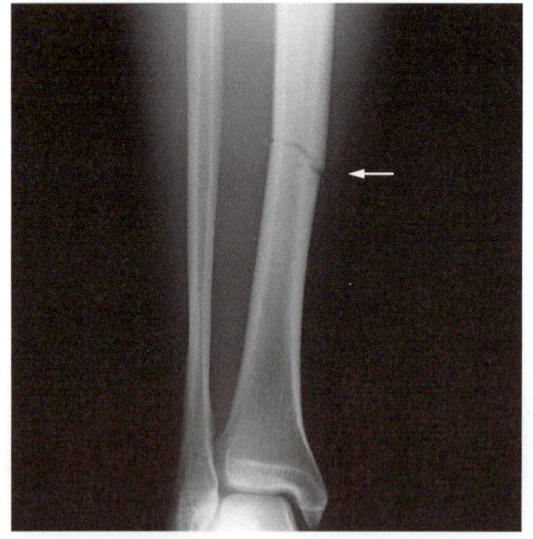

図14-7 脛骨単独骨折
サッカーの試合中に蹴られるという直達外力により受傷した症例．

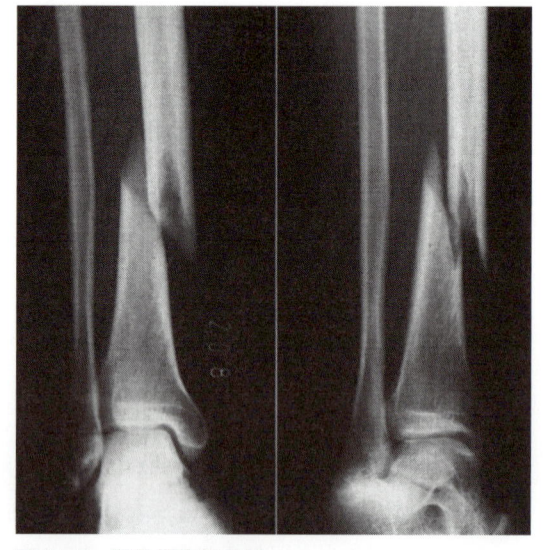

図14-8 脛骨螺旋状骨折
［(社)全国柔道整復学校協会 監，(社)全国柔道整復学校協会・教科書委員会 編：柔道整復学（理論編），改訂第5版，p346，南江堂，2009］

b. 観　察

1) アキレス腱断裂

　アキレス腱断裂でも，足関節は底屈可能である．長腓骨筋，後脛骨筋や長趾屈筋などで可能なので，注意を要する．見落としとして訴えられた例もある．さらに歩行も可能であるため，自分で歩いて来院することもある．下腿三頭筋の筋腹を把持すると通常では足関節は底屈するが，アキレス腱断裂時には底屈しない（トンプソン-シモンズ-スクイーズテストが陽性となる）（図14-5）．

2) 下腿コンパートメント症候群

　下腿コンパートメント症候群は，前区画が好発部位である（図14-6）．急性ではスポーツや災害により強い衝撃を受け，コンパートメント内の内圧が上昇することで発生する．腫脹の出現に

A. 下腿   133

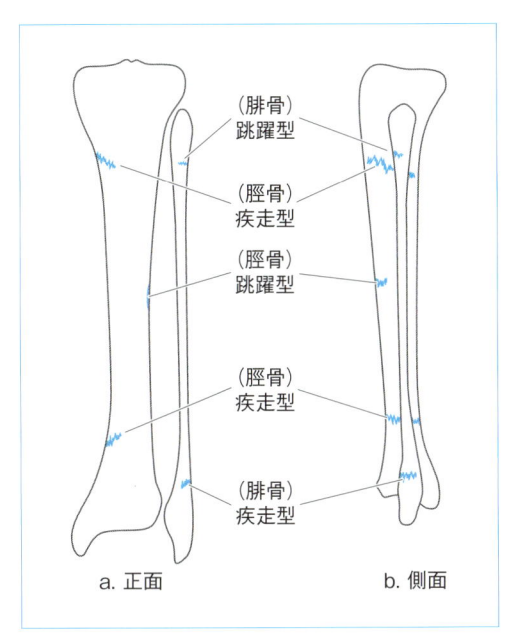

図14-9 下腿骨の跳躍型と疾走型疲労骨折

a. 正面　　b. 側面

(腓骨)跳躍型
(脛骨)疾走型
(脛骨)跳躍型
(脛骨)疾走型
(腓骨)疾走型

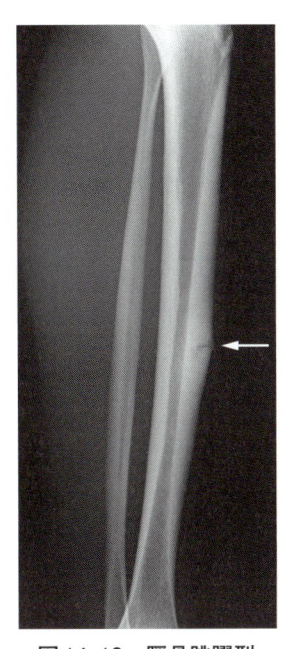

図14-10 脛骨跳躍型疲労骨折
16歳，女性．ハンドボール部に所属している．1ヵ月前より下腿に痛みがあったがシンスプリントだと自分で判断し，練習をつづけていたが，起床後の歩行でも痛みが出はじめ来院した．下腿骨側面像にて中央部に骨折線を認める．骨皮質は肥厚し，骨折部は嘴状に隆起する．

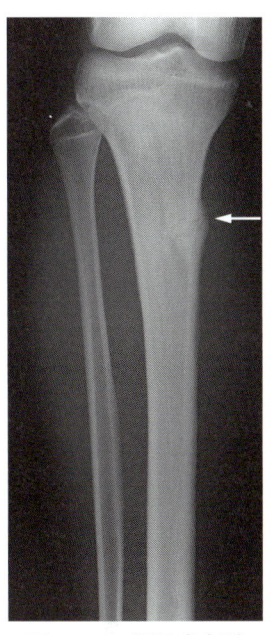

図14-11 脛骨疾走型疲労骨折
17歳，男性．サッカー部に所属し2ヵ月程度前から練習中に痛みがあった．次第に痛みは強くなり，ジャンプ後の着地した際に激痛が走り，来院した．X線像により脛骨上・中1/3に骨折線を認めた．

より，皮膚は光沢を帯びる．自発痛，圧痛が著明で，足関節の背屈により疼痛の増悪をみる．下腿コンパートメント症候群では，足背動脈の拍動が必ずしも消失するわけではないので注意する．

3) 下腿骨骨折

外傷性骨折の骨折線は直達外力では横骨折となり（図14-7），介達外力では斜骨折または螺旋状骨折となる（図14-8）．とくに介達外力による骨折のときには，骨折部と一致した部位や，それよりもやや下方に創がないか注意する．骨片が突き出したことによる創のことがある．

下腿骨の疲労骨折は，疾走型と跳躍型に分類される（図14-9）．腓骨の跳躍型は，ウサギ跳びによって生じる．脛骨の跳躍型（図14-10）は，疾走型（図14-11）に比べ予後が悪く，骨癒合に長期を要する．スポーツをする前はそれほど強い疼痛は生じないが，運動時間の経過とともに疼痛が増すのが特徴である．初期にはX線像で異常を認めることが少ないため，見逃しやすい．X線像で異常を認める前に発見し，運動量を調節することが大事である．疼痛をあまり訴えない場合もあり，このときには疼痛のために患肢での荷重時間を短くしようとするため，内側広筋の萎縮がみられる．

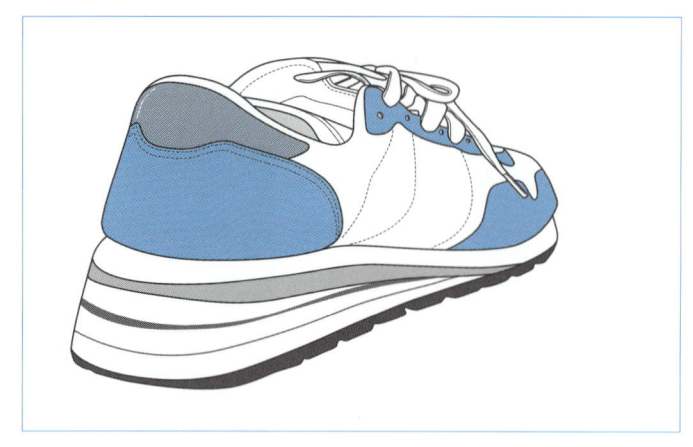

図14-12 アキレス腱断裂治療時の靴
靴底に一定の厚さのウレタンを重ねて挿入しヒールアップする．治癒経過をみて1枚ずつ抜いて高さを調節する．

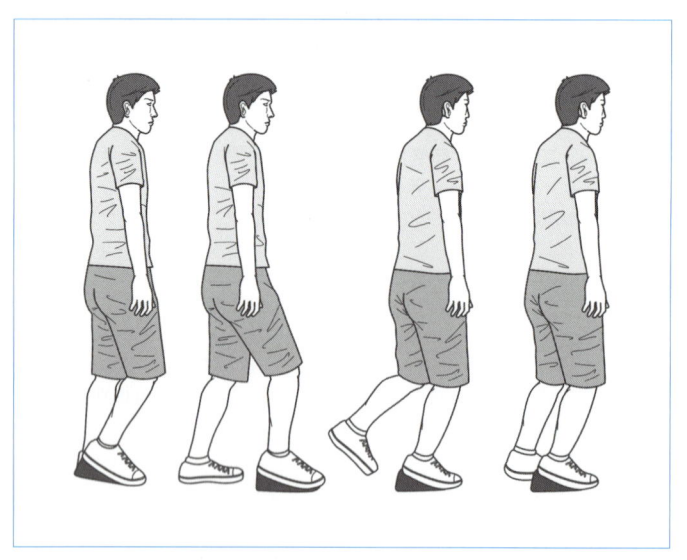

図14-13 アキレス腱断裂時の歩行
患側を常に前足として歩行すると，膝を伸展することなく歩行できる．

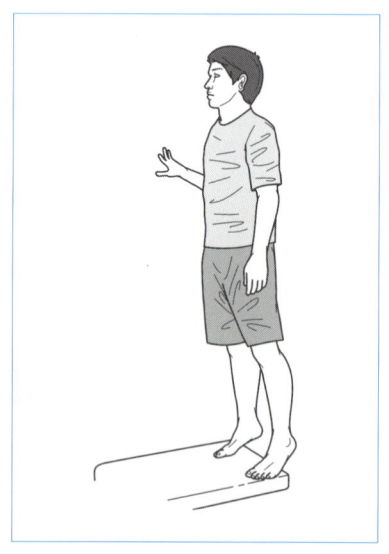

図14-14 カーフレイズ
バランスがとりづらいときは，壁に指先で軽く触れる．膝を伸ばして腓腹筋，膝を曲げてヒラメ筋の筋力強化を行う．

2 治療上のポイント

a. アキレス腱断裂

　　　必ずしも手術が必要ではないし，手術をしてもトラブルがおこることもある．例えば腱をきつく縫いすぎたためや，または固定期間が長かったため尖足位拘縮をきたしたり，腱を縫うとき神経を巻き込み頑固なしびれや痛みをきたしたなどである．
　　【保存的治療】
　　　足関節最大屈曲位では尖足位拘縮をきたす．腓腹筋は膝を曲げるとゆるむので，膝関節を屈曲位に保つことが重要である．

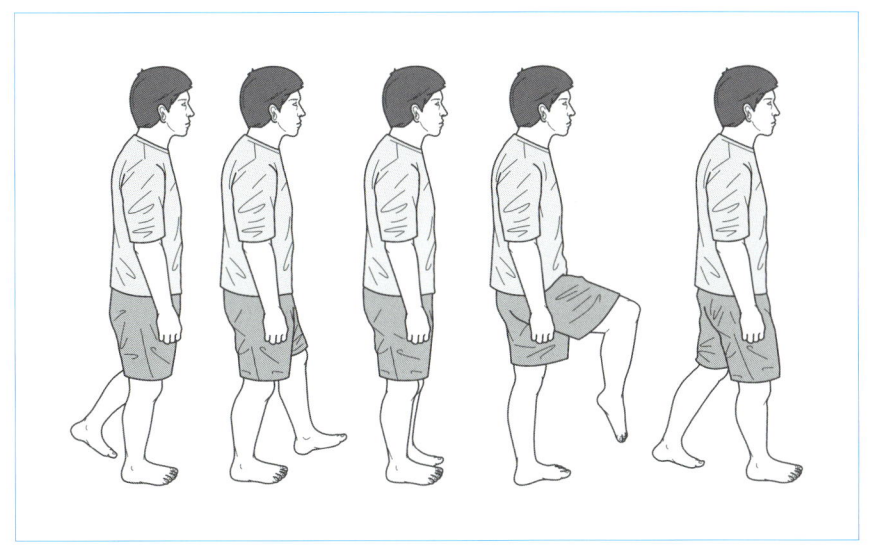

図14-15　鶏歩
腓骨神経麻痺により足関節の背屈が不能となり，つま先が地面に引っかからないように足を高く上げて歩く．

　a）**膝下固定のときの注意点**：膝下固定のときに腓骨頭直下でシーネにより腓骨神経が圧迫され，麻痺を生じることがあるので注意する．腓骨神経麻痺では趾の伸展ができず，足関節の伸展（背屈）ができない．具体的なアキレス腱断裂の保存的治療は，以下のとおりである．

　　①免荷は2～3週，両松葉杖を使用する．
　　②2週目より部分荷重．ヒールアップ（7cm）（図14-12）して膝を曲げて歩行（図14-13）．
　　　1本または2本杖を使用．
　　③6週で杖なし歩行．再断裂に気をつけて歩幅を小さくして歩く．足関節自動伸展訓練と筋力強化（カーフレイズ）を行う（図14-14）．

　b）**その他の重要な注意点**：その他の下腿の外傷の治療は，次の3つが訴訟のもとなので要注意である．

　　①腓骨神経麻痺（圧迫）：シーネ固定の際，総腓骨神経の圧迫麻痺を生じることがある．足関節の背屈（伸展）と母趾の伸展が不能となる．そのため鶏歩という特徴的な跛行を呈する（図14-15）．固定時に総腓骨神経の走行を再確認し（図14-16），定期的に運動による確認をすることが重要である．
　　②前区画（コンパートメント）症候群：過度の圧迫・固定，高度の腫れのための筋（前脛骨筋，長母趾伸筋，長趾伸筋）の壊死．非常に強い痛みを伴う．
　　③変形：変形治癒は，外見上からも訴訟の直接的な原因となる．

b．下腿コンパートメント症候群

　急性では症状がみられたらRICE処置（安静 rest，冷却 icing，圧迫 compression，挙上 elevation）を行い，ただちに専門医療機関へ搬送する．その後は必要に応じて筋膜切開が行われることがある．症状がみられてから8時間程度で筋の壊死が完成するため，本症が疑われたらた

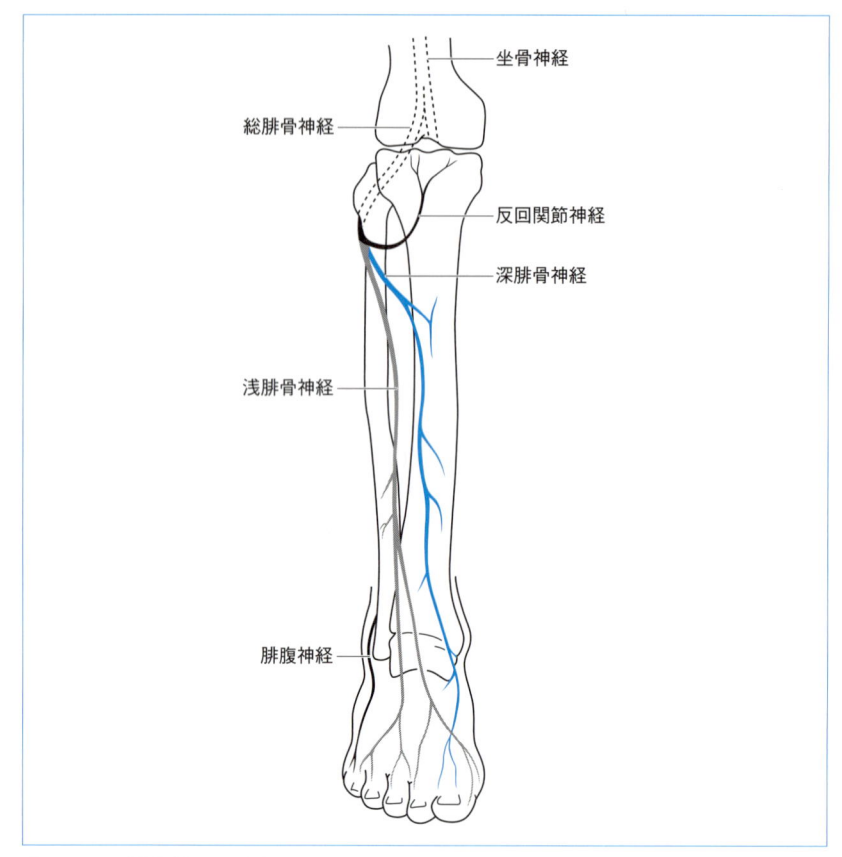

図14-16　腓骨神経の走行
腓骨神経は腓骨頭の後方，体表より浅い所を走行する．この部分での圧迫による麻痺がおこる．

だちに搬送しなくてはならない．
　慢性型では緊急処置は必要とならない．病態をよく説明し理解してもらい，スポーツ活動を中止する．また日常での活動も極力控えるように指導する．

c. 下腿骨骨折

　外傷による骨幹部の横骨折では，海綿質が乏しく骨端の接触面積が小さいため，遷延治癒や偽関節を生じることもある．また斜骨折や螺旋状骨折でも転位が高度で，整復・固定が困難な場合には，観血的に治療されることもある．
　保存的治療では膝下ギプス固定を行い，松葉杖にて免荷する．反張下腿を生じないように足関節底屈位で固定するが，足関節底屈位での固定は拘縮がおこりやすく，改善されにくい．そのためできるだけ早期より荷重し足関節の運動を開始するのが望ましい．また螺旋状骨折では外力の加わった方向をよく理解し，それと同様の方向にギプスの重みがかからないように指導する．
　疲労骨折は早期に発見し，運動量を調節することが重要である．できるだけ早期に発見し，運動量を調節することがスポーツの早期復帰へとつながる．また原因となった身体的要因と環境的

表14-1 疲労骨折の発生要因

1. 個体の要因
   A. 骨の解剖学的特徴からくる抵抗減弱部位
   B. 年齢：若年者
   C. スポーツレベル：初級～中級
   D. 体力：筋力不足，柔軟性の不足，コンディショニングの不足
   E. 下肢の malalignment
   F. 下肢の手術に伴う荷重線の変化
   G. ステロイド剤の長期投与
2. 方法の要因
   A. 誤ったトレーニング様式（ウサギ跳びなど）
   B. 過度なトレーニング量
   C. 急激なトレーニング量の増大
3. 環境の要因
   A. 硬いスポーツサーフェス
   B. 起伏の多い路面
   C. 不適切なスポーツシューズ

［武藤芳照, 伊藤晴夫, 片山直樹 編：スポーツと疲労骨折, 南江堂, 1990］

要因を考慮し，復帰したときの対処を考え原因を除去する（表14-1）．完全に骨折してしまったものに対しては，ギプス固定を行い松葉杖にて免荷し，脛骨骨折と同様の治療を施す．近年 ultra sonic 治療が注目されている．

B. 足・足関節

1 診断のポイント

通常，トラブルになることは少ないが，腫れや痛みが強いときは予後が悪いことがあるので整形外科受診を勧める．例えば足関節三果骨折（コットン cotton 骨折），距骨の脱臼骨折（図14-17），脛骨下端打ち抜き骨折（プラフォンド Plafond 骨折）（図14-18）などがある．

a. 問　診

加わった外力の方向，大きさがわかるように聞く．外力の大きさは予後に影響する．

b. 観　察

スポーツによる怪我の中で，足関節捻挫は一番頻度が高い．足関節の内捻りの捻挫により損傷される外側の靱帯は，①脛腓靱帯，②前距腓靱帯，③踵腓靱帯，の3本である．後距腓靱帯まで損傷されることは，まれである．通常の内捻りの捻挫では，①→②→③の順に断裂する．ゆえに重症度の決定は，どの靱帯まで損傷されているかでなされる．

骨折との鑑別は大事であり，疑わしきときはX線撮影をする．後で訴訟にならないように注意する．脛腓靱帯の損傷では，距骨滑車は前が広いので足関節の伸展（背屈）が制限される．関節血腫があるときは，前距腓靱帯が関節内靱帯なのでこの損傷があるか，あるいは関節内の軟骨や骨の損傷を伴う．

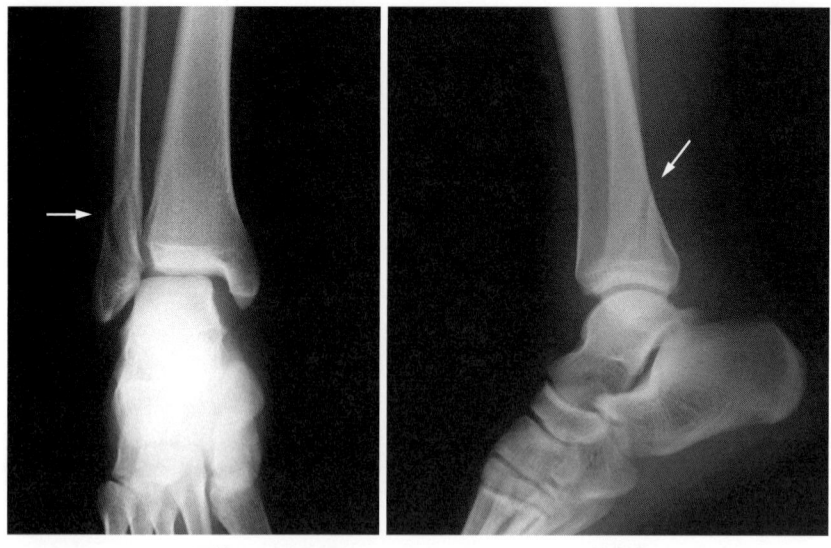

a. 正面像　　　　　　　　　b. 側面像

図14-17　距骨の外側脱臼と腓骨骨折

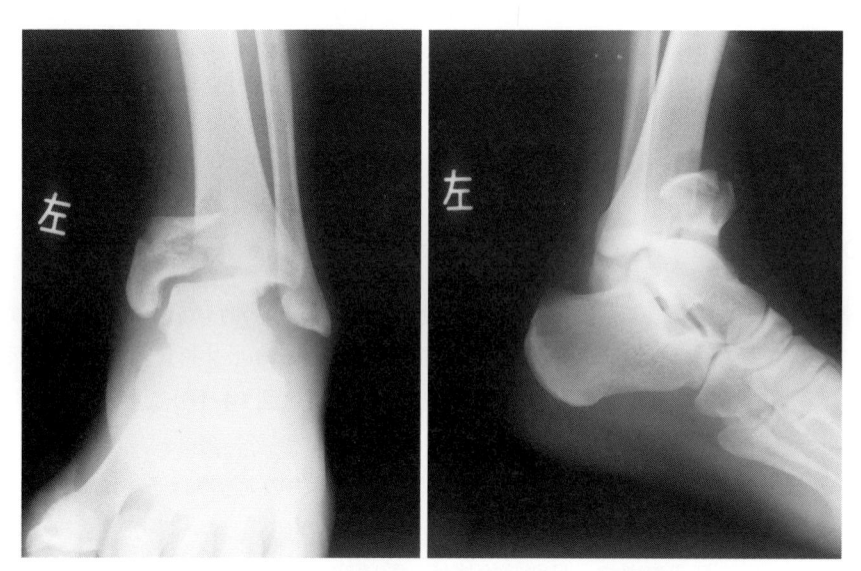

a. 正面像　　　　　　　　　b. 側面像

図14-18　脛骨下端打ち抜き骨折（プラフォンド骨折）
高所より飛び降りた際に距骨が脛骨下端を打ち抜く．

2 治療上のポイント

　捻挫の治療では踵の突き上げを防ぐこと，すなわち寝ているときの足のポジションが大事である．踵の突き上げを防ぎ，重力やかけ布団による底屈の強制を防ぐために，就寝時にだけシーネによる固定を行うとともに，離被架（布団の重さが足にかからないようにする装具）の代わりと

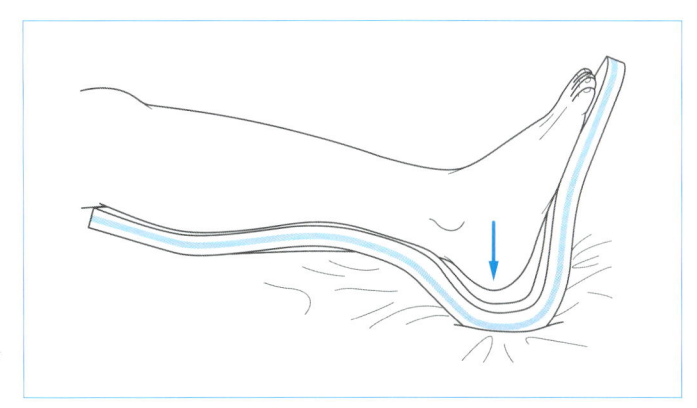

図14-19 就寝時に用いるシーネ固定
就寝時にのみシーネ固定を行う．そのとき，踵の部分はわざと浮かせ，足部が重力で後方へ落ちるようにする．

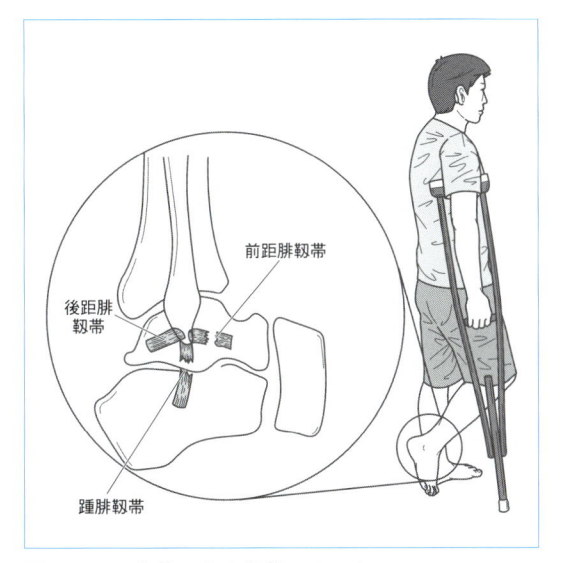

図14-20 免荷による靱帯へのストレス

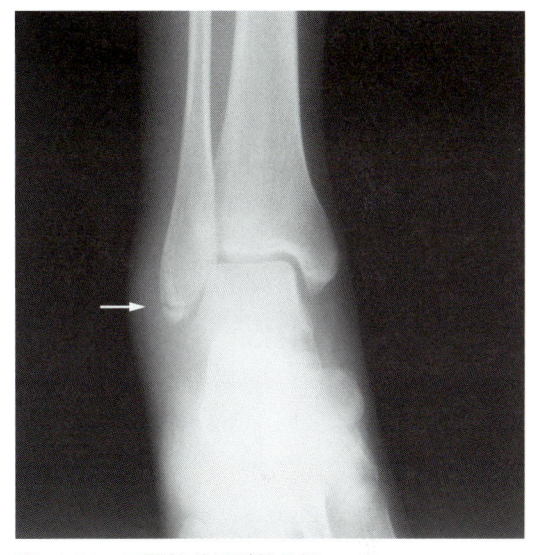

図14-21 足関節外果裂離骨折
内反捻挫時に前距腓靱帯，踵腓靱帯により外果の裂離骨折を生じる．見逃されると偽関節を形成する．

なるものを箱などで作るとよい（図14-17）．また捻挫により損傷する前距腓靱帯や踵腓靱帯は下腿と足部をつなぐ靱帯であるため，松葉杖をついて免荷することは，下腿に対し損傷している靱帯を介して足部がぶら下がることとなり，損傷している靱帯にストレスとなる（図14-20）．よって受傷直後よりできるだけ荷重するのがよい．

　捻挫時に，靱帯断裂とともに外果の裂離骨折（図14-21）を生じていることも多い．後で判明して，トラブルの原因となることがある．しかし初期のX線像では，骨折線が写らないこともある．

　足関節部の骨折では脱臼骨折となることが多い（図14-22）．その整復は外果の整復が肝要である．外果の距骨との関節面は内果よりも広く，距骨を安定させるものとして大変重要である．固定は再転位に注意する．加わった外力の方向を十分理解し，ギプスの重みが受傷時に加わった外力と反対方向に加わるようにする．また拘縮や浮腫を最小限にするために，固定をしたまま趾の

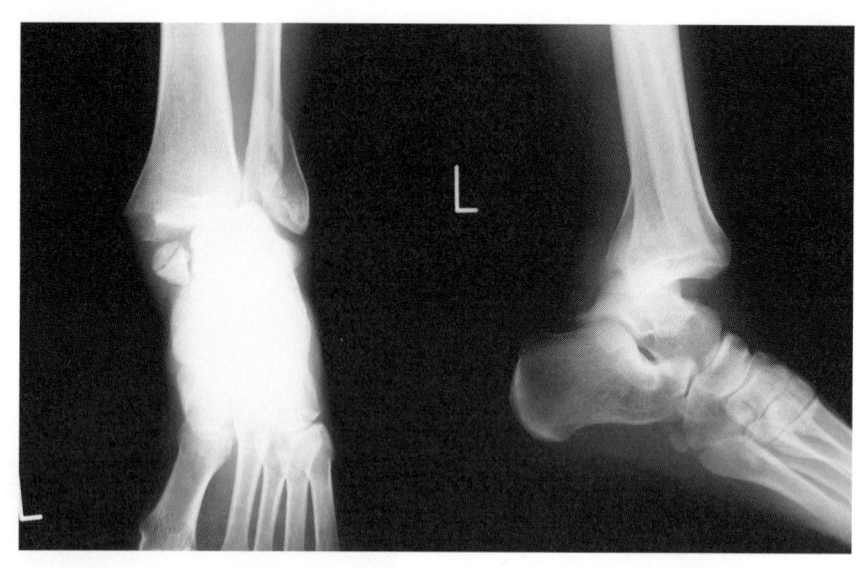

a. 正面像　　　　　　　　　　　b. 側面像

図14-22　距腿関節の脱臼骨折
足部が固定された状態で下腿内旋力が働き受傷．足部が外後方へ脱臼し両果の骨折を伴う．

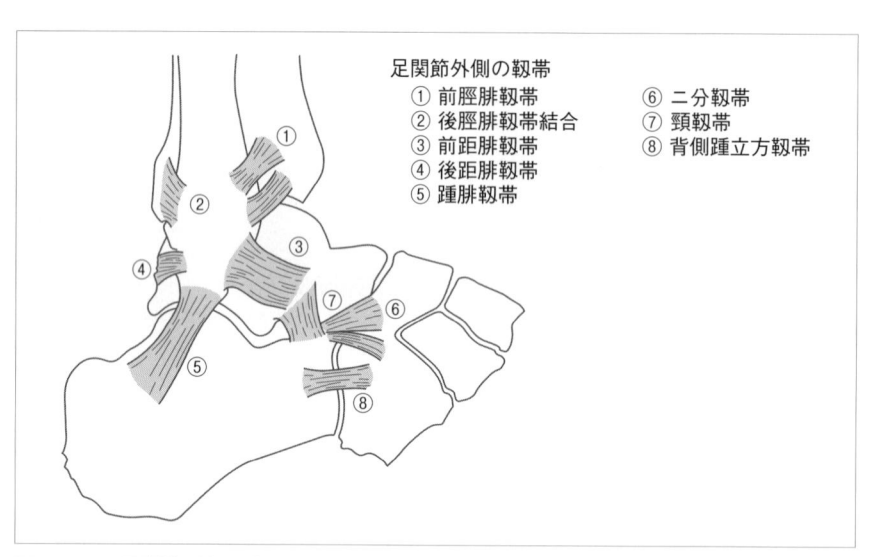

足関節外側の靱帯
① 前脛腓靱帯
② 後脛腓靱帯結合
③ 前距腓靱帯
④ 後距腓靱帯
⑤ 踵腓靱帯
⑥ 二分靱帯
⑦ 頸靱帯
⑧ 背側踵立方靱帯

図14-23　足関節外側の靱帯

運動を行う．

a. 足関節捻挫と間違えやすい外傷

①二分靱帯，頸靱帯の損傷：距骨と踵骨の間の外側の靱帯．

②背側踵立方靱帯の損傷：内捻りの制限が強い．治りはよい（図14-23）．

③踵骨前方突起単独骨折：踵骨前方突起が距骨，舟状骨，立方骨にはさまれて生じる骨折である．圧痛，腫れはない（図14-24）．

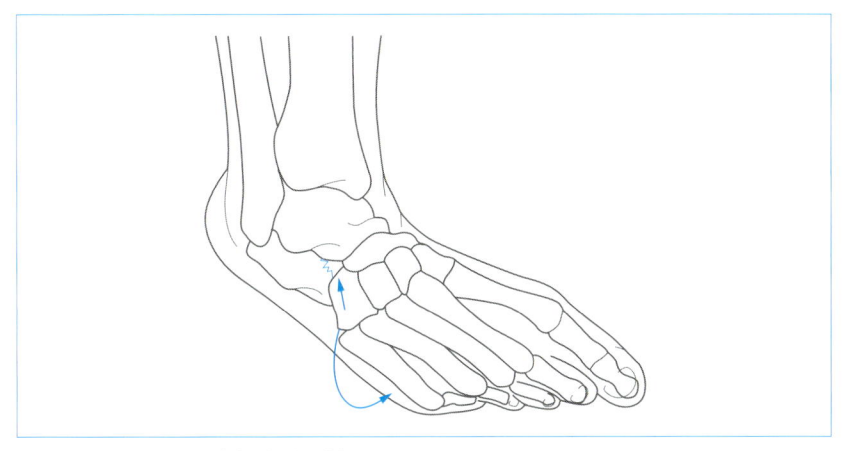

図14-24 踵骨前方突起単独骨折
内反捻挫によって発生する.

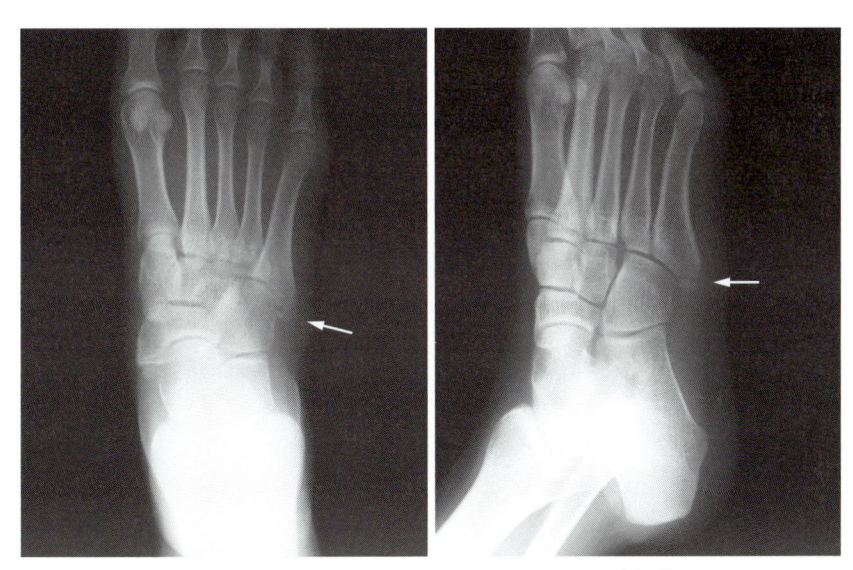

a. 正面像　　　　　b. 側面像

図14-25 第5中足骨基部裂離骨折
短腓骨筋の牽引力による裂離骨折である.骨片が小さいほど骨癒合が得られにくい.この
X線像は受傷後数週が経過しており,仮骨形成がみられる.

b. 第5中足骨基部裂離骨折（図14-25）

内反が強制されて,短腓骨筋の付着部である第5中足骨基部の裂離骨折を生じる（いわゆる下駄骨折）.

c. 長腓骨筋腱炎

捻挫より早く治癒し経過良好のため,捻挫は軽症という間違った考えのもとである.

長腓骨筋は腓骨後面より起始し,外果の後を走り立方骨外側より足底に向かい,第1中足骨底に停止する.足を底屈し外反する作用を有するため,ランニングのtoe offで強く働く.この腱が立方骨外側でこすれて痛みを生じるが,しばしば足関節捻挫と間違えられる.

15 柔道整復業務における訴訟，裁判の実例

　本章では，これまで柔道整復業務において発生している医療事故の訴訟・裁判の実例の一部を示すとともに，各々の問題点と予防のためのポイントを記載する．

　柔道整復師は，医学全般にわたる十分な知識を身につけ，技術習得のための長年の研修の上で開業し，柔道整復師の業務範囲を認識し，過信と油断をすることなく，細心の注意を払って医療事故を未然に防ぎ，国民の健康の保持・増進に貢献しなければならない．

　以下の事例は，柔道整復師による場合やカイロプラクティックによる事例が含まれる．

＜実例1＞

a．経緯と結果

　頸部の牽引により下半身感覚麻痺をおこして訴訟となり敗訴．

　百数十万円の賠償．

b．問題点と分析

　施術前のチェックと記録が大事である．

＜実例2＞

a．経緯と結果

　頸部の牽引により違和感が発生した．

b．問題点と分析

　牽引が強過ぎたのか．方向が悪かったのか．

＜実例3＞

a．経緯と結果

　頸部の関節運動により障害が残り，両上肢にしびれを生じた．頸の回旋運動により肋軟骨を損傷．

　訴訟となり敗訴．一千数百万円の賠償．

b．問題点と分析

　頸の他動的回旋運動や，伸展・屈曲運動は症状を悪化させることが多い．施術前のチェックと記録が大事である．

　他にも頸の指圧と回旋運動により頸部痛が発生した事例や，頸部捻挫の治療の際に胸部を圧迫して神経麻痺を生じた事例（二百数十万円の賠償）などがある．

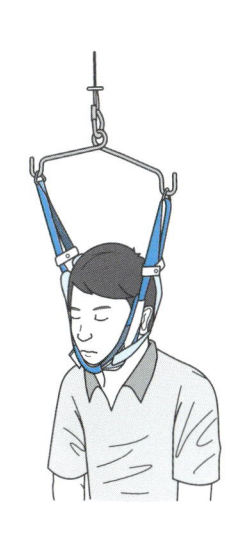

<実例4＞
a. 経緯と結果
　胸腰部の施術後胸部負傷．背部を強く押し肋骨骨折をおこした事件が年間10件もあり，訴訟となり十万円から数十万円の支払い．
b. 問題点と分析
　肋骨はやわらかく弱いことに，注意する必要がある．

<実例5＞
a. 経緯と結果
　腰部の指圧により，腰部捻挫が発症した．
b. 問題点と分析
　施術中に腰を強く圧迫したために，腰の筋腱断裂などにより施術後腰痛を訴え，医師のもとで異常が認められて訴訟になる事例が多い．
　圧痛や叩打痛の検査も強く行わない．強く行って痛く感じ，後で圧迫骨折，腰椎分離，横突起骨折などがX線撮影でみつかり訴訟になると，施術が原因とは考えにくくとも厄介である．

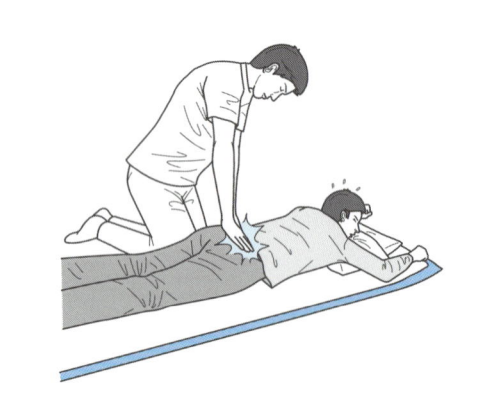

<実例6＞
a. 経緯と結果
　テーピング部分に水疱を形成し，黒く痕が残ってしまった．
　訴訟となり，二十数万円の支払い．
b. 問題点と分析
　皮膚にかぶれが生じたら処置するか，中止すること．

<実例7＞
a. 経緯と結果
　腹臥位にて股関節外転位で膝を屈曲し，膝の痛みを発症した．
b. 問題点と分析
　膝は以前から痛んでいたのか，あるいは今回の行為で負傷したのか，因果関係は判明しないが，いずれにしろ膝関節の可動域の測定は痛みを生じないように行い，膝を曲げるときには注意して愛護的に行うことが必要であった．

<実例8＞
a. 経緯と結果
　コールドスプレー噴霧の際，ストーブの火が引火．

訴訟され十万円近い支払い．

b．問題点と分析

　ストーブを使用するような寒いときにコールドスプレーが適切だったのか．コールドスプレーに限らず，スプレー類は火の近くでは使用しない．

＜実例9＞

a．経緯と結果

　肩の拘縮を除去する目的で他動的に上肢を屈曲させ骨折した．

　訴訟となり，二十数万円の支払い．

b．問題点と分析

　肩の治療中，あやまって上腕骨頸部骨折を生じる頻度は高い．

　五十肩の治療での頻度も高い．自動運動を介助する程度とする．

　あまり痛い思いをさせないこと．他に肩の拘縮を除去する目的の運動療法で，患者が胸鎖関節を負傷したと訴えたり，指圧にて鎖骨骨折を生じた事例もある．

＜実例10＞

a．経緯と結果

　肘関節の拘縮除去で他動運動を行っていたところ，尺骨骨折を生じた．

　訴訟となり，三百数十万円の支払い．

b．問題点と分析

　拘縮除去は強制的，あるいは矯正的であってはならない．

＜実例11＞

a．経緯と結果

　指の運動療法により指を痛める．詳細不明．

b．問題点と分析

　指のPIP関節は屈曲位，MP関節は伸展位での拘縮は除去することが難しく，ほとんど他動的には可動域の改善はしないので，自動運動を主体に行う．

＜実例12＞

a．経緯と結果

　牽引台より降りるときに，転落し骨折した．

　患者の責任30％，施術者の責任70％となった．

b．問題点と分析

　牽引台の昇降は，注意深い監視が必要である．

＜実例13＞
a．経緯と結果
　牽引台に指を引っかけて，骨折した．
b．問題点と分析
　医療現場でのベッドの昇降の事故は多く，枚挙にいとまがない．
　（例）
　・電動ベッドで前腕がはさまれ骨折．
　・電動ベッドと窓枠の間で肘をはさまれ受傷．
　・ベッドから転落し骨折．
　・腹臥位から仰向けを指示した際に，ベッドから転落し鎖骨骨折．
　注意深い監視が必要である．

＜実例14＞
a．経緯と結果
　椅子から立ち上がるとき，コードに足を引っかけ骨折した．
　過失責任は50％．
b．問題点と分析
　施術所内の配線の整理，手すりなどを要す．

＜実例15＞
a．経緯と結果
　床が滑りやすく転倒し，大腿骨頸部骨折を生じた．
　過失責任は50％．
b．問題点と分析
　水で濡れた床，パラフィンがたれた床に注意する．
　床に放置してあったバケツを回避できず，転倒して打撲した場合の過失責任は80％であった．

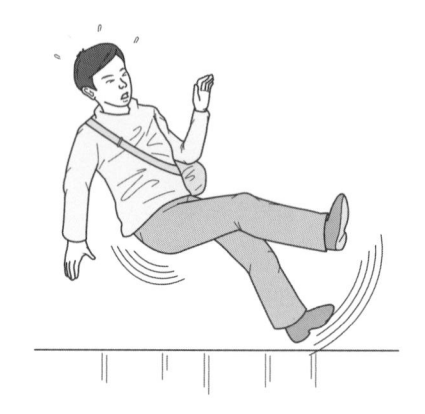

＜実例16＞
a．経緯と結果
　物理療法による熱傷．
　一万円から二百万円近くの慰謝料．
b．問題点と分析
　このような事例は多く，ホットパック，マイクロウェーブなどが熱傷の原因となっている．それぞれの治療法の適応と禁忌を正確に理解し，適確な方法，時間で行い，治療中も確認する．

＜実例17＞
a．経緯と結果
　脳性小児麻痺の後遺症である痙性麻痺の治療をしていて，無資格の助手が足の屈伸運動をさせて大腿骨骨折を惹起し，その後，病院の治療に委ねることなく，ギプス固定して変形治癒となり，歩行不能となった．
　柔道整復師と助手に注意義務違反を認定し，二人に共同不法行為責任を認めた．
b．問題点と分析
　柔道整復師に許容された治療行為の範囲を逸脱したものである．柔道整復師の施術は，骨折・脱臼や打撲・捻挫などの軟部組織損傷であり，骨折・脱臼の患部に施術をする場合は，応急手当を除き，医師の同意を得なければならない．
　経過が悪く容易に治癒しないのに医師の治療を受けるようにしなかったことで，注意義務違反を問われた．

＜実例18＞
a．経緯と結果
　柔道整復師が足関節捻挫の患者を治療中，寒冷療法を行い患部が凍傷になり下腿切断となった．
　準委任契約による債務の不完全履行責任を認めた．
b．問題点と分析
　当初の施術は許容範囲だが，その後の経過で許容範囲を超えた．
　治療経過で容易に治癒しないとき，医師の治療を受けるようにしなかった場合は，注意義務違反を問われる．

＜実例19＞
a．経緯と結果
　腰痛患者を提携先の整形外科病院でX線撮影してもらい，骨折は指摘されなかった．1ヵ月半後，痛みは軽減したが，だるさが残るので大学病院でみてもらった結果，腰椎圧迫骨折があると診断された．
　無罪の判定であった．
b．問題点と分析
　客観的に骨折があったとしても特段の事情のない限り，ただちに柔道整復師に要求される注意義務の違反があったということはできない．
　施術を行うにあたり提携している医師の指示を仰いでいることが，注意義務違反なしとの判断に大きく影響している．

＜実例20＞
a．経緯と結果
　柔道整復師が腰部捻挫の治療として，座位にて腰椎回転法を施し腰痛を悪化させた．

必要限度を超える力を用いたためであるとし，不法行為責任を認めた．
  b．問題点と分析
　施術内容が注意義務違反である．
　裁判上では領域をわきまえて行われた施術か否かが，まさに柔道整復師の診断責任とされる．

索 引

和 文

【あ】

アイスマッサージ　25, 29
アキレス腱　129
　──断裂　130, 132, 134
　──反射　38, 41, 54
アクシデント　6, 13, 15
　──レポート　5
悪性腫瘍の脊椎転移　57
足クローヌス　40, 42
圧迫骨折　143
圧迫法　21
安全管理　3, 17, 26

【い】

胃潰瘍　59
意識レベル　33
胃・十二指腸潰瘍　59
意図しないエラー　13
意図的なエラー　13
祈りの手　103
依頼状　3
医療安全　1
医療事故　15
インシデントレポート　6, 8, 13
インピンジメント症候群　71
インフォームド・コンセント　13

【う】

烏口肩峰靱帯　62
烏口鎖骨靱帯　62, 66
烏口上腕靱帯　62
腕相撲骨折　79, 80
運動療法　21, 22

【え】

腋窩神経　64
腋窩神経麻痺　65, 71, 72
エコー　29
エラー　13
円回内筋　76
円錐靱帯　62, 66

【お】

横足根関節　127
横突起骨折　57, 59, 143
オスグッド・シュラッター病　122
オミッション・エラー　13

温熱療法　25

【か】

回外筋　77
　──腱弓　87
　──症候群　79, 87
回旋筋腱板　65
開扇現象　40
外側楔状骨　127
外側楔状足底板　125
外側広筋　119
外側四角　71
外側四角隙症候群　71
外側側副靱帯　74, 115, 117
　──損傷　82
介達牽引療法　30
回内筋症候群　88
外反肘　80
外反動揺　120
外閉鎖筋　108
解離性動脈瘤　50
カウザルギー　96
下顎骨骨折　37
過換気症候群　49, 50
かぎ爪手　89
顎関節症　31
角膜反射　33
下肢伸展挙上試験（SLR）　54, 55
下垂指　83
下垂手　79
下前腸骨棘裂離骨折　112
鵞足　119
　──炎　122
下腿骨　127
　──間膜　127
　──骨折　133, 136
下腿コンパートメント症候群　132
下腿三頭筋　129
肩関節　61
　──周囲炎　27, 69
　──脱臼　3, 64, 72
滑液包　63
滑膜ヒダ　117, 118
ガーディー結節　119
化膿　17
化膿性股関節炎　108, 110, 112
化膿性椎間板炎　57
下双子筋　108
カーフレイズ　134, 135
渦流浴　25, 26

ガレアッチ骨折　83, 84
肝炎　59
眼窩底吹抜け骨折　36
肝癌　59
寛骨臼　105
干渉電流療法　25, 28
眼振　33
乾性ホットパック　27
関節円板　91
関節可動域測定　17
関節拘縮　27
関節上腕靱帯　61
関節唇　61
関節リウマチ　27
感染防止　17
眼部打撲　35
寒冷過敏症　29
寒冷じんましん　29
寒冷療法　25, 29, 147

【き】

偽関節　80, 108
キーガンの皮膚感覚帯　20
気胸　45
基節骨骨折　99, 101
偽痛風　71
気道確保　35
気泡振盪浴　25, 26
気泡浴　25, 26, 27, 28
基本肢位　17, 19
キャッチング　125
臼蓋形成不全　113
急性硬膜外血腫　35
急性膵炎　59
胸郭　46
頬骨弓骨折　37
胸鎖関節　61, 62
強擦法　21
胸式呼吸　38
狭心症　50
業務範囲　2, 3
棘果長　19, 20
極超短波　25, 26, 27
　──療法　27, 28
極低温治療装置　25, 29
距骨　127
　──下関節　127
　──滑車　127
距腿関節　127
　──の脱臼骨折　140

ギヨン管症候群　104
近位指節間関節　92
禁忌　26, 27, 29, 146
筋ジストロフィー　72
緊張感　3

【く】

クスマウル大呼吸　48
グリソン係蹄牽引　30, 31

【け】

脛骨　115, 127
　──下端打ち抜き骨折　137, 138
　──疾走型疲労骨折　133
　──単独骨折　132
　──跳躍型疲労骨折　133
　──螺旋状骨折　132
脛骨大腿関節　115
軽擦法　21
脛舟部　127
脛踵部　127
頸靱帯の損傷　140
痙性麻痺　40, 147
頸椎症　31
脛腓関節　127
脛腓靱帯　137
　──結合　127
経皮的電気刺激　25
頸部捻挫　143
鶏歩　135
けいれん　35
月状骨　91
腱弓　87
肩甲骨烏口突起　62
肩甲骨関節下結節　76
肩甲上腕関節　61
肩鎖関節　61, 62
　──上方脱臼　66, 67
　──損傷の分類　68
肩鎖靱帯　62, 66
肩上弓症候群　71
腱板　62, 65, 66
　──損傷　70, 71
腱反射　21, 38, 54

【こ】

恋人たちの麻痺　79
後胸鎖靱帯　62
後距腓靱帯　127, 137
後脛骨筋　130
後脛腓靱帯　127
後骨間神経麻痺　83, 87
後十字靱帯　115, 117
高周波　26
硬性装具　124
光線療法　25, 29
叩打法　21

後方落ち込み　120
絞扼性神経障害　74, 102
呼吸時痛　45
呼吸不全　45
国際疼痛学会　96
五十肩　69, 145
骨間膜　127
骨粗鬆症　3, 31, 45, 54, 56, 72, 110
骨端症　110
コットン骨折　137
骨盤牽引　30, 31
コッヘル回転法　3
5P徴候　96
コミッション・エラー　13
コールドスプレー　25, 29, 143
コールドパック　25, 29
ゴルフ骨折　46, 48

【さ】

サギング徴候　120
鎖骨外側端骨折　66, 68
鎖骨間靱帯　62
鎖骨骨折　67, 68, 72, 145, 146
坐骨大腿靱帯　105, 106
サボタージュ　14
三角筋　45
三角骨　91
三角靱帯　127
3-3-9度方式　33
散瞳　33

【し】

ジアテルミー　26
紫外線　25
子宮癌　59
子宮筋腫　59
趾骨　127
指伸筋　95
システマティック・エラー　14
自然気胸　45, 46
膝蓋下滑膜ヒダ　117
膝蓋下脂肪体　117
膝蓋腱反射　21, 38, 41, 54
膝蓋骨　115
膝蓋靱帯炎　122
膝蓋大腿関節　115
膝蓋跳動　120
湿性ホットパック　26
自動運動　19, 21, 31, 65
指導管理　22
自動体外式除細動器　34
脂肪塞栓　79
尺側手根屈筋　80, 95
尺側手根伸筋　92
尺骨鈎状突起骨折　82
尺骨骨折　83
尺骨神経　74

　──高位麻痺　89
　──麻痺　83, 89, 96
シャベルマン骨折　48, 49
ジャンパーズ膝　122
舟状骨　91, 127
　──骨折　98
柔道整復師法　2, 43
柔道整復術　2
十二指腸潰瘍　59
揉捏法　21
手技療法　21
縮瞳　33
手根管　103
　──症候群　102
手根骨　91
　──骨折　98
準委任契約　147
踵骨　127
　──腱　129
　──前方突起単独骨折　140, 141
掌側板　92, 93
踵殿距離　122
小殿筋　108
上橈尺関節　73
踵腓靱帯　127, 137
上双子筋　108
小菱形骨　91
上腕筋　76
上腕骨　76
　──外顆骨折　80, 81
　──解剖頸　61
　──顆間T字状骨折　81
　──顆上骨折　79, 80, 81
　──頸部　64
　──頸部骨折　31, 64, 65, 72, 145
　──骨幹部骨折　79
　──頭骨折　65
　──頭すべり症　69, 70
　──内側上顆骨折　80, 81
　──螺旋状骨折　80
上腕三頭筋　75
　──長頭　45
　──反射　38, 41
上腕長　19
上腕二頭筋　76, 77
　──長頭腱断裂　69, 70
　──反射　38, 40
褥瘡　110
除細動　34
ショパール関節　127
尻上がり現象　119
腎盂腎炎　59
腎癌　58
心筋梗塞　45, 47, 50
腎結石　59
人工呼吸　34
深指屈筋　95

索引　151

心疾患　29
心室細動　47
振戦法　21
心臓震盪　47
心臓マッサージ　34
伸長法　21
深部反射　38

【す】

随意性跛行　110
膵癌　50, 59
錐体路障害　39
睡眠時無呼吸症候群　48
スウェインの分類　14
スカルパの三角　109
スポラディック・エラー　13
スリップ　13

【せ】

生活指導　60
正中神経　74
　──麻痺　88, 102
赤外線　25, 26
　──療法　27
脊椎圧迫骨折　110
脊椎性神経根症　43
脊椎性脊髄症　43
施術の限界　2
施術の制限　2
石灰沈着性肩関節炎　71
前胸鎖靱帯　62
前距腓靱帯　127, 137
前区画（コンパートメント）症候群　135
前脛骨筋　129, 135
前脛腓靱帯　127
前骨間神経麻痺　88, 103
浅指屈筋　95
前十字靱帯　115, 117
　──損傷　123, 124
先天性股関節脱臼　113
前立腺癌　58
前腕骨骨幹部骨折　83
前腕長　19

【そ】

創傷　17
僧帽筋　48, 51
足関節外果裂離骨折　139
足関節三果骨折　137
足底腱膜　127
鼠径リンパ節炎　108
組織エラー　13
足根骨　127
足根中足関節　127

【た】

大円筋　45
対光反射　33
第5中足骨基部裂離骨折　141
第3腓骨筋　129
大腿骨　115
　──頸部骨折　108, 110, 146
　──頭　105
　──頭靱帯　105, 106
　──頭すべり症　108, 110, 111
大腿四頭筋　54, 106, 119
大腿周囲径の測定　18
大腿直筋　106, 119
大腿二頭筋　108, 119
大殿筋　54, 108
大内転筋　108
大腰筋　106
対流　26
大菱形筋　45
大菱形骨　91
他動運動　19, 21, 65, 143
棚障害　118, 121
タバコ穴　98, 99
タバチュール　99
胆石症　59
胆道炎　59
短橈側手根伸筋　92
短内転筋　108
短腓骨筋　130

【ち】

チェーン・ストークス呼吸　48
知覚検査　20, 54
恥骨大腿靱帯　105, 106
チネル徴候　103
遅発性尺骨神経麻痺　80
注意義務違反　147
中間楔状骨　127
中間広筋　119
肘関節後方脱臼　82
肘筋　75
中手骨頸部骨折　100
中手骨骨幹部骨折　98, 99
中手骨骨折　98
中手指節関節　92
中節骨基部裂離骨折　101
中節骨骨折　101
中足骨　127
中殿筋　108
肘頭骨折　82, 83
肘部管症候群　88, 89
虫様筋　95
超音波　25, 26
　──療法　27, 28
腸脛靱帯炎　121
腸骨筋　106

腸骨大腿靱帯　105, 106
長趾伸筋　54, 129, 135
長掌筋　95
超短波　25, 26
　──療法　28
長橈側手根伸筋　92
長内転筋　108
長腓骨筋　130
　──腱炎　141
長母趾伸筋　54, 129, 135
腸腰筋　106
沈下性肺炎　110
沈黙の偽関節　67

【つ】

椎間板ヘルニア　54
椎体圧迫骨折　51
槌指　102

【て】

低温ガス　25, 29
定型的橈骨遠位端骨折　97
低周波　25
　──療法　28
デュシェンヌ歩行　112, 113
デュプレー病　72
デルマトーム　41, 42, 43
てんかん　35
電気療法　25, 28
転子果長　19
天使の羽　72
点状皮下出血　79
伝導熱　26

【と】

投球骨折　79
凍結肩　69
橈骨遠位端骨折　96, 110
橈骨頸部骨折　79, 82
橈骨骨幹部骨折　83
橈骨手根関節　91
橈骨神経　74
　──の深枝　83, 87
　──麻痺　79
橈骨頭骨折　79, 82
橈骨輪状靱帯　74
当事者エラー　13
豆状骨　91
橈側手根屈筋　95
糖尿病　27
逃避性跛行　110
徒手筋力テスト　19, 20, 54, 56
土曜の夜の麻痺　79
ドレーマン徴候　110, 111
トレンデレンブルグ徴候　110, 111
トンプソン-シモンズ-スクイーズ
　テスト　130, 132

【な】

内在筋強化　65
内側楔状骨　127
内側広筋　119
内側側副靱帯　73, 80, 115, 117
　　──損傷　82, 123
内反肘変形　80, 81
内反動揺　120
内閉鎖筋　108

【に】

ニコラ・リージョン　65, 66
二次性変形性股関節症　112
日常的バイオレーション　13
二分靱帯　127
　　──の損傷　140
乳癌　58
尿管結石　59
尿毒症　48
認知症　27

【の】

脳血管障害　29
脳性小児麻痺　147
ノック痛　54, 56

【は】

肺癌　58
背側踵立方靱帯　127, 140
ハイパーベンチレーション
　　シンドローム　49
廃用性萎縮　29
ハインリッヒの法則　5
薄筋　106, 119
バビンスキー反射　21, 40, 42
パーフェクトOサイン　87, 88
ハムストリングス　119
パラフィン　146
パラフィン浴　25, 26, 27, 28
パレ骨折　83, 85
バンカート・リージョン　65, 66
ハンギング・キャスト　65, 67
半月板　117
　　──損傷　125
半腱様筋　108, 119
反射性交感神経性ジストロフィー　96
反張下腿　136
半膜様筋　108, 119

【ひ】

ピアノキー・サイン　66
腓骨　127
鼻骨骨折　36, 37
腓骨神経麻痺　123, 135
腓腹筋　119
皮膚反射　39
ヒヤリハット　5, 13
病的脱臼　112
病的反射　21, 39
疲労骨折　48, 113, 136

【ふ】

ファーレンテスト　103
ファンクショナルブレース　80
フォーク背状変形　96, 97
フォルクマン阻血性拘縮　85, 86
不完全履行責任　147
複合骨折　80
複合性局所疼痛症候群　96
複視　36
腹式呼吸　38
輻射熱　26
腹壁反射　39
浮腫　27
物理療法　22, 25, 26
プラフォンド骨折　137, 138
プレイヤーズハンド　88, 103
フローセのアーケード　86, 87
フローメンサイン　88, 89

【へ】

米国医学院　1, 2
ペースメーカー　28, 29
ベネット骨折　98, 101
ペルテス病　108, 110
変形性関節症　27
変形性股関節症　113
変形性膝関節症　21, 125
変形性脊椎症　56, 57

【ほ】

方形回内筋　76
縫工筋　106, 119
ボクサー骨折　98, 100
ホットパック　25, 26, 27, 146
ホッファ病　122
ホフマン反射　39, 42

【ま】

マイクロウェーブ　27, 146
　　──療法　27
末梢循環不全　29
末節骨裂離骨折　102
マレットフィンガー　96, 102
慢性膵炎　59

【み】

ミステイク　13

【む】

無痛性横痃　109

【も】

モンテギア骨折　83, 84

【ゆ】

有害事象　5, 13, 15
有鉤骨　91
　　──鉤部骨折　98, 99
有痛性分裂膝蓋骨　121
有頭骨　91

【よ】

腰椎圧迫骨折　147
腰椎椎間板ヘルニア　31, 53, 54
腰椎分離　143
　　──症　56, 57
　　──すべり症　56, 58
腰部脊柱管狭窄症　56, 58
腰部捻挫　143
腰方形筋　108
翼状肩甲骨　72
翼状ヒダ　117

【ら】

ラセーグ徴候　54
ラックマンテスト　120, 121, 123
ラプス　13
卵巣嚢腫　60
ランダム・エラー　14

【り】

梨状筋　108
リスクマネージメント　8, 13
　　──・サイクル　6
リスフラン関節　127
リーズンの分類　13
立方骨　127
リフティング骨折　83, 85
菱形靱帯　62, 66

【る】

涙滴サイン　87

【れ】

例外的バイオレーション　14
レーザー　21
　　──光線療法　29, 30

【ろ】

肋鎖靱帯　62
肋軟骨　143
ロッキング　125
肋骨骨折　45, 46, 48, 49
肋骨腸骨衝突痛　58
肋骨突起骨折　57, 59

【わ】

鷲手　88, 89
ワトソン・ジョーンズ　21
腕尺関節　73
腕神経叢　48, 67
　　──麻痺　72
腕橈関節　73
腕橈骨筋　76
　　──反射　38, 40

欧　文

【A】

Achilles tendon reflex（ATR）　38
AED　34, 47
ATR　38
automated external defibrillator（AED）　34

【B】

Babinski 反射　40
blow out fracture　36

【C】

Chopard 関節　127
complex regional pain syndrome（CRPS）　96
cotton 骨折　137
CRPS　96, 97

【D】

DIP 関節　92
distal interphalangeal joint　92
Drehmann 徴候　110
drop arm test　71
drop finger　83
drop hand　79
Duchenne limp　113
Duplay 病　72
dysaesthesia　37

【E】

error　13

【F】

FABER　109
FADIR　109
FCU　80
flexor carpi ulnaris muscle（FCU）　80
Frohse のアーケード　87
frozen shoulder　69

【G】

Galeazzi 骨折　83
Guyon 管症候群　104

【H】

heel-hip distance（HHD）　122
Heinrich の法則　5
HHD　122
Hoffa 病　122
Hoffmann 反射　39
hypesthesia　37

【I】

IASP　96
inner muscle exercise　65

【K】

Keegan の皮膚感覚帯　20
knock pain　54

【L】

Lisfranc 関節　127
little leaguer's shoulder syndrome　69
lover's paralysis　79

【M】

manual muscle testing（MMT）　19
MCL　80
medial collateral ligament（MCL）　80
metacarpophalangeal joint　92
MMT　19, 20
Monteggia 骨折　83
MP 関節　92

【O】

O 脚　125
observation hip　108
Osgood-Schlatter 病　122

【P】

paresthesia　37
Parier 骨折　83
patellar tendon reflex（PTR）　38
Perthes 病　108
Phalen テスト　103
PIP 関節　92
Plafond 骨折　137
proximal interphalangeal joint　92
PTR　38

【Q】

quadrilateral space　71
quadrilateral space syndrome　71

【R】

Reason の分類　13
RICE 処置　135
rotator cuff　65
RSD　96

【S】

Saturday night paralysis　79
Scarpa の三角　109
SLR　54
SMD　19, 20
snuff box　99
spino malleolus distance（SMD）　19
SS test　71
straight leg raising test（SLR）　54
Swain の分類　14

【T】

tear drop sign　87
TENS　25, 28
Tinel 徴候　103
TMD　19
To err is human　1, 2, 13
transcutaneous electrical nerve stimulation（TENS）　25
Trendelenburg 徴候　110
trochanto malleolus distance（TMD）　19

【V】

violation　13
Volkmann 阻血性拘縮　85

【W】

winging scapula　72

柔道整復師のための医療安全学

2011年4月15日　発行	著　者　櫻井康司, 田渕健一,
	成瀬秀夫, 山口竜彦
	発行者　小立鉦彦
	発行所　株式会社 南江堂
	〒113-8410　東京都文京区本郷三丁目42番6号
	☎（出版）03-3811-7235　（営業）03-3811-7239
	ホームページ http://www.nankodo.co.jp/
	印刷・製本　真興社

Patient Safety and Risk Management for Judotherapist
Ⓒ Koji Sakurai, Kenichi Tabuchi, Hideo Naruse, Tatsuhiko Yamaguchi, 2011

定価は表紙に表示してあります. 　　　　　　　　　　Printed and Bound in Japan
落丁・乱丁の場合はお取り替えいたします. 　　　　　ISBN978-4-524-26378-3

本書の無断複写を禁じます.

JCOPY〈（社）出版者著作権管理機構 委託出版物〉

本書の無断複写は, 著作権法上での例外を除き禁じられています. 複写される場合は, そのつど事前に, （社）出版者著作権管理機構（電話 03-3513-6969, FAX 03-3513-6979, e-mail：info@jcopy.or.jp）の許諾を得てください.